「ぐずぐず脳」をきっぱり治す！

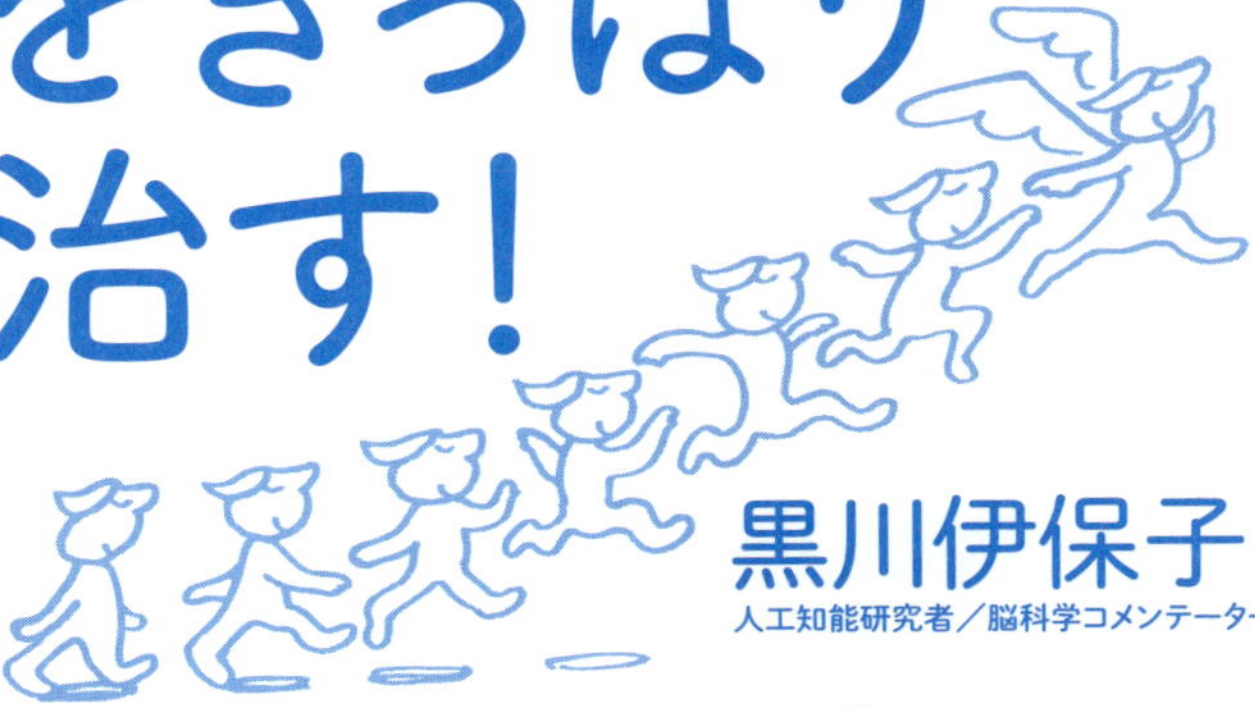

黒川伊保子
人工知能研究者／脳科学コメンテーター

人生を変える7日間プログラム

集英社

「ぐずぐず脳」をきっぱり治す！　人生を変える7日間プログラム

はじめに

イケてないのは、あなたのせいじゃない

なぜ、私だけうまくいかないの？

何をやってもぱっとしない。
人生は、長い下り坂だと感じる。
勘が働かない。
ものおぼえが悪い。
気の利いたことが言えない。
最近、モテない。
いっつも、私以外の誰かが「主人公」だ。

いい男（女）に出逢えない。
ここのところ、わくわくなんてしたことがない。

（学生なら）
成績が伸びない。
やる気が出ない。
背が伸びない。
クラスで人気がない。
授業中、だるい。

……どうせ、私（僕）なんて。

そんなふうに感じているとしたら、**あなたは、あなた自身の脳を100％使い切っていない**のである。
私たちに運をもたらしているのは、あふれる好奇心、萎えない意欲、穏やかな感動力、豊かな発想力、センスのいい記憶力、そして素敵な縁をたぐる直感力。これらのちからが脳にあれば、何だってできる、どこにだって行ける。容姿なんて多少難があっても、魅力的なオーラで包まれる。

逆に言えば、それらがないから、疲れやすいし、わくわくしないし、発想は湧かないし、道が拓《ひら》けない。何をやってもぱっとしない、モテない、というのは、その結果だ。

ところで、これらの脳のちからは、いわゆる精神力、つまり頑張って出すものだと思っていませんか?

しかも、その精神力、生まれつき備わっている人と、そうでない人がいると思っていない? あるいは、年を取るごとに萎えてしまうものだと?

それが、違うんだな。

脳のちからは、頑張って出す精神力じゃない。いくつかのホルモンによってもたらされる、れっきとした機能なのである。つまり、それらのホルモンが出ていれば、精神力は強く保たれる。そのホルモンは、生活習慣さえ変えれば、何歳からだって増やせるのである。

脳内で分泌されるホルモン群の中には、好奇心を出すホルモンがあり、意欲を保つホルモンがあり、穏やかな感動力をつくるホルモンがある。記憶力の定着を助けるホルモンもある。

それらの**ホルモンが出ていれば、好奇心は勝手に湧いて止まらない。**朝起きたら、今日もいいことがありそうな気がするはずなのだ。誰にほめてもらえなくたってめげないし、意欲は一秒たりとも萎えたりしない。


逆に、これらの**ホルモンが出にくい脳では、とにかく頑張らなければ生きられない。**だって、好奇心が自噴しないから、どこへ向いて生きていけばいいのかわからないのだもの。そのため、他人の価値観に頼るしかないから、人から見た「優等生」を人生の目標とし（成績がいい、儲《もう》けてる、やせている、若く見える、人に優しくできる、などなど）、人の思惑を気にして生きていくことになる。

そして、そんなふうに他人の価値観で頑張るから、自己完結して生きられない。「優等生」になれない自分に傷つき、他人にほめられたり感謝されたり、なぐさめられたりしないと、気持ちが萎えてしまうのである。

頑張ってるのにイケてない、周囲も優しくしてくれない、もう頑張れない……そう感じているのなら、それはもう完全に脳の機能低下。

問題は、自分自身の脳の中にある。しかも、感性の領域（無意識の領域）に。「どうしたら、世の中うまくいくのか」「どうしたら、他人に認められるのか」なんて**考えたって、始まらない。努力する領域では、どうにもならないこと**だもの。

きっと、この本を手に取ってくれたあなたは、十分に頑張っている。おそらく頑張りすぎているはず。

くよくよ考えるのは、もうやめよう。ホルモンさえ出しておけばうまく回る脳なのに、ホルモンの出し方を知らないで、とにかく頑張って回そうとするのはナンセンスなのだ。なのに、「脳の取り扱い方」を知らない人が多すぎる。

まぁ、しかたない、誰も教えてくれないからね。

それに時代のせいもある。昔は、夜中に多用するとホルモン分泌を邪魔する携帯端末もなかったし、ホルモンの材料となる栄養素を壊してしまうスイーツも食べる機会が少なかったから、脳に悪い生活ができなかった。何も知らなくたって、脳にいい生活をするしかなかったのだが、今は、ちゃんと知識がないと難しい。

親や学校が、「脳や身体にいい暮らし方」を教えてくれない理由は、知らないからだ。中学生男子にスマホなんか持たせ、炭酸飲料なんか飲ませたら、即効で身長の伸びが止まる。けど、そんなことは知らない親たちは、知らずに「毒」を渡しているのだ。

そう、怖いことに、**21世紀は、普通に生活しているうちに、好奇心が失せ、意欲が萎え、仕事も恋もジリ貧になる時代**なのである。

だからね、何をやってもパッとしない、人生は下り坂、と感じるあなたには、何の罪もない。しかし、そこから抜け出すためには、あなた自身の知恵がいる。「脳の取り扱い方」を知って行動すること以外にはない。

この本は、そんなジリ貧のぐずぐず脳の状態から抜け出すための、生活指南本である。

とにかく、まずは、だまされたと思って7日間、この本に書いてあることを実行してみてほしい。きっと、何かが変わったことが自覚できるはずだ。

大事なプレゼンの前、勝負デートの前、脳をメンテナンスするための7日間プログラムはきっとあなたに追い風をもたらす。

性格を変えたい人や、成績を劇的に上げたい人は、もう少し長い時間が必要だ。ぜひ7日間×7の49日間、頑張ってみてほしい。

人生という長い時間から考えたら、脳をメンテナンスする7日間、リニューアルする49日間は、短いもんである。

もちろん、続けられる人は、ずっと続けてほしい。もちろん、毎日じゃなくていい(完璧を目指すと、できない日が続いたときに投げ出すことになるからね)。できるときにする、ゆるくずっと、がコツである。

CONTENTS

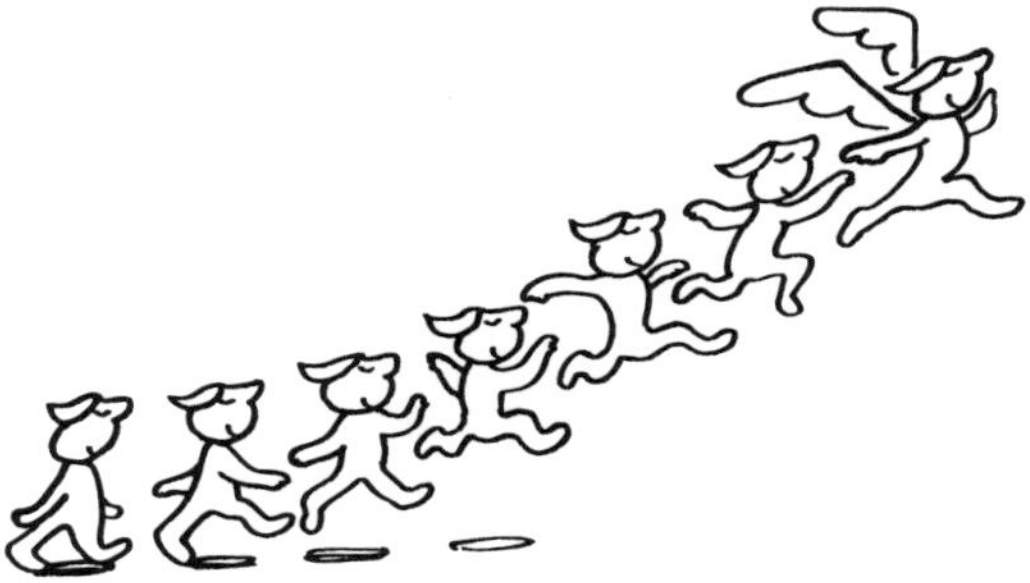

第3章　7日間の中で、トライしてみよう

第1章
脳の取り扱い説明書

まず、脳に良いこと、悪いことの基本を知る

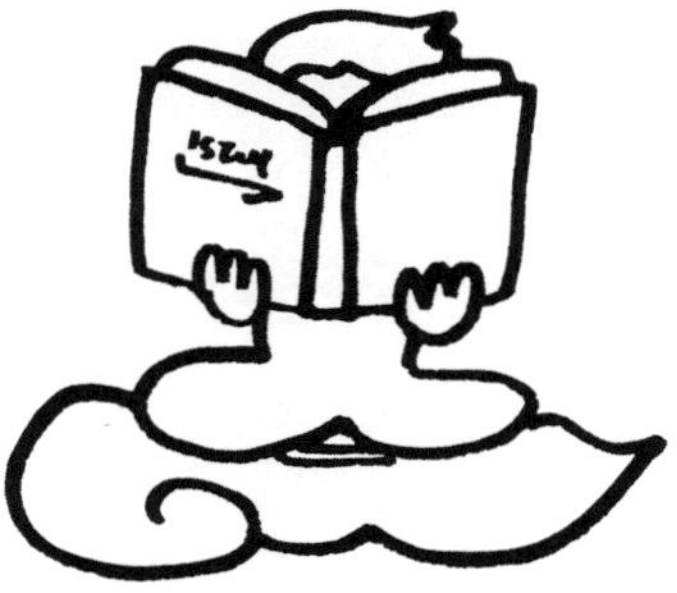

脳を活性化する具体的な生活習慣の話に入る前に、まず、脳の扱い方の基本について述べようと思う。

基本は簡単だ。

脳に悪いことをしない、脳に良いことをする。ただ、それだけ。

この章では、脳に良いことと悪いことの基本を述べる。それを受けて、第2章で、具体的な生活方式＝7日間プログラムをお話しする。

脳のトリセツ①
脳は、光の強弱に支配されて
ホルモンを分泌する

■脳は、光でコントロールされている

最初に理解してほしいのは、私たちの脳が、何万年も昼と夜の光の強弱の中で、進

化してきたということだ。

そのため、私たちの脳は、網膜（目）に当たる光の強弱で、そのモードを変える。網膜に当たる光がなくなると、脳は「感知と思考の活動」を休止して眠りに入り、その代わり、新陳代謝や知識構築を進めるモードに入る。

網膜に当たる光が、闇から朝日に転じると、脳は〝やる気〟のホルモンを分泌し、活動モードに入る。

脳には闇の中でしかできないことがあり、（闇から転じた）朝日の中でしかできないことがある。そのどちらも、脳の活性化のカギを握る大事なファクターだ。

網膜に、闇と光がメリハリよく与えられること。これが、脳がすこやかに活躍するための、基本条件である。私たちが、地球という星の表層に生きる生物である以上、それはまぬがれない。

というわけで、最初にお話しする脳に良いことは、「早寝、早起き」。

■やっぱり、お天道さまには逆らえない

早寝、早起き。

子どものときから言われ続けて、もううんざり、と思ってるかもしれないが、そうは言っても「早寝、早起き」の子は、やっぱり性格も成績もいい。豊かな才能で活躍する人の中では、「夜遊びをするときはするけど、ふだんは11時頃には眠くなる。朝はスッキリ目覚める」と言う人が圧倒的に多い。「早寝、早起きは脳にいい」には、観念したほうがいい。

「私は夜働いているから、それじゃ、7日間プログラムはアウト？」とがっかりした方、大丈夫。夜勤で世の中を支えているあなたに、ここで投げ出されてしまったら残念すぎる。

人工の光の中でも、体内時計がそれに慣れてしまえば、一定の質は保たれる。仕事の関係で、昼夜が逆転している人は、カーテンなどをうまく使って闇と光の強弱をつくり出すことだ。

できるだけ同じ時間に寝て、同じ時間に起きる。規則正しい生活をすれば、体内時計が調整されて、脳はなんとかついてくる。

けれど、長い休暇がとれたときは、リハビリのつもりで、お天道さまの時間に合わせて、早寝早起きをしてみてほしい。

シフト型の仕事をしていて、「毎日同じ」というわけにはいかない方も、大丈夫。脳は、いくつかのパターンに対応できる。

2交代制なら、2パターンの眠りのタイプができ上がるわけだけど、その2パターン＋休日用のもう1パターンくらいなら、脳は、なんとか対応できるはず。

夜勤シフトのある方も、「早寝、早起き、規則正しい生活」と言われて、どうぞあきらめないでね。昼夜逆転で、睡眠時間帯が2〜3パターンあっても、それを繰り返し遵守していれば大丈夫。だらだらと不規則な夜更かし（しかも、携帯端末などの光刺激付き）は、やめてほしいだけだ。

ちなみに、**身体を使って働く人（労働時間の終わりに肉体疲労のある人）は、昼夜逆転に強い**傾向がある。肉体疲労が、眠りを誘発するからだろう。看護師さん、トラックの運転士さん、消防士さん……頑張っている人たちの脳は強い。

逆に、身体をあまり動かさず、神経ばかりを使う仕事の方はかわいそう。仕事明けに軽く身体を動かしてみるといいかもしれない。

しかしながら、夜勤シフトでもないのに、「早寝・早起き」と言われるとムッとする人は、驚くほど多い。学校の先生や親への反抗心が蘇《よみがえ》るのかしら。「早寝、早起きなんかしなくても、世の中には元気な人もいる」というセリフ、実は、私は何度も言われている。

そういう人に、私は抵抗しない。それで人生満足してるのなら、それでいいんじゃない？　だらだら夜更かしして、SNSに入りびたり、お酒飲んだり甘いもの食べたりして、それで満足する人生を送っているのだとしたら、元々がよっぽど優秀な脳だもの。脳神経回路の働きが半減しても「それで満足」なのだから、「お～、それは素晴らしい！」って感じだ。

でもね、そんな人も、一度、7日間やってみればいい。自分の脳がスッキリすることに、うんと驚くはずだ。お天道さまには逆らえない。ほんとです。

■スッキリ脳が本当に幸せ？

ただねぇ、安定した企業や家庭の中にいて、叱られない程度にルーティンワークをこなし、目立たず責任を負わされずに生きていきたいのなら、少しどんよりしていたほうが幸せかも。なぜなら、頭がスッキリすると、脳が鋭敏になって、一日が長く感じられる。退屈な暮らしには耐えられない。

スッキリ脳のほうが幸せか、どんより脳のほうが幸せか。それは本人にしかわからない。だから、本人が選べばいいと思うよ。

私は、脳に良いことは言うけれど、「こうしなきゃダメだ」とは絶対に言わない。だって、「スッキリしてて、発想力に優れ、たくさんの成果を出して、異性にもモテる」脳が、「どんよりしてて、とりあえず言われたことを疑いもせずにやり、おっとりと暮らす」脳に勝っているとは、別に思わないから。

どっちの脳も、素敵な脳だ。後者にしか見えないものだってあるだろう。後者の脳にしかできないこともある。上か下かなんてない。

ただし、どんより脳をネガティブに自覚しているのなら、話は別。

どんより脳は、脳の個性。本人が幸せなら、別に悪い脳じゃないが、そのことで人生に不満が生じているなら、それは残念ながら「ぐずぐず脳」だ。

自分の脳が理想とするレベルで動けない……そんな「ぐずぐず脳」さんは、四の五の言ってる場合じゃない。すぐに、早寝・早起きにシフトすること！

■闇の中で、脳がすること

闇の中で脳がすることを、もう少し詳しく述べよう。

網膜に光が当たらなくなると出てくるホルモンがある。

目に光が入らなくなると、視神経にストレスがなくなる。そうすると、眼球の奥にある視床下部や脳下垂体というホルモンの中枢司令塔が働き出すのである。この時間帯に分泌最盛時間を迎えるホルモンもあるし、他の時間に分泌するものでも、この時間帯にその準備が整えられるものもある。

今日の経験から知識やセンスをつくり出し、それが脳神経回路に定着するのを助けるホルモン＝メラトニンや、皮膚や骨の新陳代謝を促進する成長ホルモンがそれ。**私たちは、夜、闇の中で、頭がよくなり、美肌に変わり、身長が伸びる。**

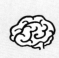

脳のトリセツ②
脳は、眠っている間に進化する

■明日のセンスをつくるホルモン

中でも、脳にとって重要なのはメラトニン。メラトニンは、脳に上質の睡眠をもたらし、脳を知識工場に変えるホルモンだ。

私たちの脳は、眠っている間に、昼間の経験を何度も再生して精査し、そこから知識やセンスを切り出して、脳神経回路に定着させているのである。

たとえば、今日までできなかったドリブルができるようになったサッカー少年。起きている間は、筋肉の単純記憶に過ぎないが、眠っている間に、そのシーンを何度も再生して確かめ、過去の他の技と比較して、その共通項をくり出して運動センスに昇華する。そうして、脳の運動制御の領域に、しっかり書き込み、定着させるのである。

もちろん、座学で習う知識も一緒だし、コミュニケーションセンスや、言葉のセンスも同じように眠っている間に進化していく。

メラトニンがしっかり出ている上質の睡眠をすることは、明日の記憶力や発想力、センスに大きく寄与しているのである。

昼間、どんなに頑張って勉強しても、練習しても、眠りがハンパなら、脳への定着もハンパなのである。記憶力も発想力もセンスもいまいち、ってことになりかねない。

■眠りのプラチナタイム

このホルモンには、時間依存性も確認されている。つまり、同じ闇でも、特に出やすい時間があるのである。それが、真夜中のてっぺん＝午前0時を挟んだ4時間、午後10時から午前2時まで。眠りのゴールデンタイムと呼ばれる時間帯だ。

とはいっても現代の大人たちに夜の10時に闇の中にいようというのはかなり難しいので、この本では、特に効果の上がる後半（午前0時から2時）をホルモン分泌のプラチナタイムと呼ぶことにしよう。

同じ闇でも、午前0時から2時の闇は、値千金。午前0時を目安に「真夜中の闇」を確保することは、脳にとってとても重要だ。

私は、遅くともこの時間までには神経を過度のストレスから解放させるようにしている。

私の場合は、電話でのおしゃべりと、携帯端末の凝視は午後11時にはやめる。頭蓋骨に声が響く電話は、興奮系の交感神経が優位になってしまい、良い眠りを妨げるから。スマホやタブレットPCなどの携帯端末は、視神経を過度に緊張させ、闇に転じた後も、なかなか視神経のストレスが取れないからだ。

■美人をつくる時間、男をつくる時間

新陳代謝を司《つかさど》る成長ホルモンも、同じ時間に、分泌最盛時間を迎える。

思春期には、夜中のてっぺんを寝て過ごすかどうかで、成績だけじゃなく、身長の伸びが違ってくる。

成長ホルモンとひとくくりに呼ばれるホルモン群は、成長期にだけ出るわけじゃな

い。一生涯分泌して、私たちの細胞の新陳代謝を促しているので、美肌やしなやかな筋肉や骨も夜つくられることになる。アーユル・ヴェーダ（91頁参照）では、真夜中てっぺんの4時間を、新陳代謝が促される時間として「美人をつくる時間」とも呼ぶ。

夜中の闇は、生殖ホルモンにも、大きく影響する。

男性の性的能力を支えているテストステロンは、闇の中で寝て、朝日と共に起き、一日の終わりに肉体疲労があること、が分泌の条件と言われている。たまに肉体的精神的に強いストレスを感じるのもいいらしい。

男たちに恋力を授けるテストステロンは下半身で分泌されるが、精神に最も強く作用するホルモンとも言われていて、独占欲と縄張り意識を掻《か》き立て、好奇心とやる気を授ける脳内ホルモン、ドーパミンを誘発する。つまり、男たちがタフに戦うための大事なホルモンなのだ。

このホルモンも、夜中のてっぺんの携帯端末凝視で出にくくなってしまう。

真夜中てっぺん。男も女も、アンチエイジングを目指しているなら、やっぱり無視できない時間帯なのだ。

■朝日の効果

網膜に朝日が当たると出てくるホルモンもある。脳に爽やかな寝覚めをもたらし、一日中、穏やかな達成感をもたらしてくれるセロトニンだ。

地球は東に向かって高速回転しているので、東から差し込む光にはドップラー効果が強く働く。ドップラー効果と言えば、有名なのは、救急車のサイレン。近づいてくる救急車のサイレンは高く聞こえるのに、遠ざかっていく救急車のそれは低く聞こえる。あれだけの物理特性の違いが光にも生じていて、東から差し込んでくる光特有の物理特性によって、私たちの脳は刺激を受けるのである。

セロトニンは別名「天然の抗うつ剤」と言われ、これがしっかり出ていると、ことさら何かなくても楽しいいし、他人になぐさめてもらわなくても満足感が自噴する。セロトニンが出ている人は、やる気が失せないし、キレにくいのだ。そのうえ、幸福そうなので、容姿の実力以上にチャーミングに見える。

つまりね、私たちの脳には、光の中でやることと、闇の中でやることがある。それが両輪となって、脳をしっかり回し、タフにして勘が働くスッキリ脳にしてくれているのである。

現代人は、「闇」を失いつつある。特に、小さな画面に強い色彩がひしめく画面をスクロールさせる携帯端末は、異常に視神経を緊張させ、「闇の中でやること」を阻害してしまう。

この小さなメカが人類に行きわたって、まだ20年ほど。私たちの脳が、この異常な光に慣れて、問題なくホルモンを分泌するように進化するには10世紀以上も必要なはずだ。

真夜中の余分な光が、成績を伸び悩ませ、身長を伸び悩ませ（肌や骨や筋肉の代謝を滞らせ）、やる気をへこまし、好奇心を奪っている。

夜中に、いつまでもだらだらと光の中にいることは、脳に悪い。まずは、それを肝に銘じてほしい。

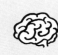

脳のトリセツ③

脳にとって何より怖いのは、「血糖値の乱高下」

■脳に悪いこと、もう一つ

なんたって、糖質にはご用心、である。

脳は、すべてのイベントを電気信号によってまかなっている。意識活動も、無意識活動も、すべて脳神経細胞と神経線維のネットワークに起こる電気信号によってもたらされているのだ。つまり、電気回路ってこと。

電気を起こすにはエネルギーがいる。そのエネルギー源がブドウ糖だ。ブドウ糖は、消化器官から血管を通じて、血糖というかたちで脳に届けられる。

そう、血糖は、脳のために必要なのである。だから、疲れてくると、甘いものが食べたくなるのだ。脳が、エネルギーを供給してもらおうとして、甘いものを食べるよう命令してくるからね。

脳にとって、何より怖いのは低血糖だ。血糖値が80㎎／dLを下回ってくると、脳内ホルモンが出にくくなって集中力を失う。血糖値が40㎎／dLを下回ると意識混濁に陥り、そのまま何時間も続けば脳死にもいたる。

「じゃあ、甘いものは脳にいいんでしょう？」と、よく言われるが、それが違うんだな。

空腹に、いきなり甘いものや白いふわふわパンや、ふっくらご飯などのGI値（１１０頁参照）の高い糖質のものを食べると、実は低血糖を引き起こすのである。

空腹時、いきなり甘いものを口にすると、一気に血糖値が上がる。すると、血糖値を下げるホルモン、インスリンが過剰分泌されてしまう。そのせいで、ほどなく、血糖値が急降下してしまうのである。

血糖値の乱高下は、脳内の電気信号のアンバランスを生み出すので、気分のむらを生み出す。**甘いものを食べた後は、気分が高揚して朗らかだが、ほどなくだるくなり、ひどいときは、やがて、ムカついてキレる**ことも。

ちなみに、アルコールも、スイーツ並みに血糖値を上げる。

アルコールもスイーツも、空腹時は避けて、タンパク質と共に摂るのが理想だ。

■最悪上司の食生活

だるそうに座っていたかと思うと、ムカついてキレる上司をよく観察してみればいい。安易な夜更かしをしたあげく、朝ごはんを食べずに出社して、信号がうまく送られない脳に喝を入れるために、甘い缶コーヒーを飲んだりする。これをやられると、血糖値が乱高下して、11時頃にまず一回、気分のむらがやってくる。

お昼には、かなりの低血糖なので、いきなりブドウ糖になってくれる炭水化物を好んで食べる。どんぶりもののドカ食いなんて最悪。こうなると、午後にも血糖値の乱高下がやってきて、4時頃には不機嫌なはずだ。

こういう上司がいたら、ぜひ一緒にランチに行って、定食ものを注文させ、野菜やひじきの小鉢から食べさせよう。

■人は、糖質で太る

ちなみに、糖質過多の最悪上司は、体型もイケてないはず。だって、私たちは、**脂で太るのではなく、糖質で太る**のだもの。

朝を甘いものや炭水化物だけで始めると、血糖値が乱高下するので、間食につい甘いものをつまみたくなるし、一日中、てっとり早く血糖値を上げられる炭水化物に嗜《し》好《こう》が傾いてしまう。甘いもののチェーン食いを誘発してしまうのである。

血糖値が急降下するとき中性脂肪が量産されるので、炭水化物を中心に、糖質をちょこちょこ食いする人は、カロリーを抑えてもちっともやせられないのだ。

いや、「カロリーを抑えるから、余計にやせられない」が本当のところ。脂抜きで炭水化物を摂ると、血糖値は一気に上がる。

というわけで、朝を、トースト（カロリー気にしてバターなし）とコーヒー（カロリー気にしてブラック）、なんていう女子は、即刻バターとミルクを足して。

油分やタンパク質と一緒じゃない炭水化物は、血糖値をうなぎ上りにさせる。ステーキより、白いおにぎりのほうがずっと罪が深いのだ。

また、コーヒーは食後に飲めば血糖値を下げるのだが、空腹時に飲むと血糖値が上がるそうで（だからこそ、疲れた脳に喝を入れる魔法の飲み物なんだけどね）、寝覚めの一杯はミルクと共に召し上がることをおすすめする。

■糖質は、脳のパフォーマンスを下げてしまう

血糖値の乱高下は、脳の電気信号にむらをつくり、脳がうまく動かなくなってしまう。当然、脳内ホルモンが出にくいので、脳が力を発揮できず、疲れやすく、キレやすく、センスのない、ジリ貧の人になってしまう。

でも、**糖質過多の問題はそれだけじゃない。**糖質代謝に、脳内ホルモンの重要な材料ビタミンBを使ってしまうので、電気信号のむらだけじゃなく、**ホルモンの分泌も阻害してしまうのである。**

中学生男子が夜中のてっぺんに携帯端末を凝視して、甘い飲み物をがぶ飲みしていると、身長が7センチも伸び悩むという複数の実例もある。

自分は成長期じゃないから、関係ない？　いやいや、それだけ、新陳代謝のホルモ

ン分泌を阻害してしまうということだ。骨が弱くなるし、疲労回復も、脳の進化もかなわないってことだ。

私が子どもだった50年前、スイーツは気軽に食べられるものじゃなかった。今は、コンビニに寄るついでに、うっかり手に取ってしまう時代だから、「糖質には、摂り方がある」を知っておかないと危ない。

自分の脳のパフォーマンスを下げないためにももちろんそうだが、家族や仕事仲間のためにも知っておくといいと思う。関わる人たちの脳のパフォーマンスが低いと、結局、時間を取られ、気持ちを削がれる。

脳のトリセツ④
脳は「いつも使う回路」で世の中を認知する

■ネガティブがネガティブを呼ぶ

私たちは、自分の脳の神経回路を通じて、世の中を見ている。とっさに目に入るのは、「いつも使う回路」で認知する事象だ。

ネガティブな思考を繰り返す人は、ネガティブな回路に電気信号が行きやすくなってしまう。このため、世の中の事象からネガティブなものばかりを取り出して感知することになってしまう。

いい男（女）がいても、目に入らない。うまくいく道と、うまくいかない道があれば、うまくいかない道ばかりが目に入る。うまくいかないタイミングでものごとをはじめ、あらゆることでぐずぐずする羽目になる。うまくいかない言葉ばかりが脳に浮かび、何を言っても埒《らち》が明かない。

こうして、ネガティブな人は、結局うまくいかないから、さらに「やっぱりね。世の中って、そんなもん」と、さらにネガティブ思考を盤石にしてしまう。思考回路の悪循環に入ってしまうのである。

■ポジティブ思考も危ない

かといって、ことさらポジティブにすることもない。

心がけてポジティブにする、ということは、脳の意識的な領域でそうするということでしょう？　そんなの意味がない。

無意識の領域でうまくいく事象を見逃しておいて、意識領域でいくらポジティブ思考をしても遅いのである。

それどころか、失敗したのに、めげないふりをするのは危ない。脳が正しい学習をできないから、さらに深みにはまってしまう。

脳のトリセツ⑤

脳神経回路のほとんどは、無意識の領域で使われている

■恐るべし、潜在意識

私たちの脳は、意識的な思考のために使う回路はほんの一部。脳神経回路のほとんどは、無意識の領域で使われる。つまり、**潜在意識は、顕在意識の何十倍、何百倍もの情報を握っている。**

たとえば、カクテルパーティ効果と呼ばれる現象がある。カクテルパーティのような騒音の中で、それよりはるかに小さな音量で自分の名前が呼ばれても、人は振り返る。「複雑な音声集積音の中から、自分の名前の音声波形を切り出す」のではなく（そんなことは不可能だ）、潜在意識が、周囲の音声をかなり拾っているのである。

顕在意識は「ザワザワ」としか把握していないのに、潜在意識は具体的な会話を拾っている。そうして、必要と思われる情報だけを顕在意識に上げてくるのである。自分の名前や気にしていること（好きな人の名前とかね）は、まっさきに顕在意識に飛び込んでくる。

もしも、雑踏音の中の音声情報をすべて拾ってしまったら、脳は意味解析する暇もないから、自分を呼ぶ声に反応できない。顕在意識と潜在意識のこういうコンビネーションがあるから、私たちは要領よく動けるのである。

視覚情報も同じだ。道行く人のすべての顔を、同じ精度で認知していたら、渋谷駅前で待ち合わせなんか到底できない。潜在意識が取捨選択してくれるから、自分の目当ての顔だけが目に飛び込んできて、手を振ることができるのである。

つまりね、**私たちは、潜在意識の取捨選択に、人生を託している**のである。顕在意識で恣意的に取捨選択していることなんて、潜在意識が何十何百の中から選りすぐった数個からの取捨選択にしか過ぎない。

ネガティブ回路の持ち主は、顕在意識の選択の前に、既に「うまくいく事象」を見逃している。残ったしょぼい情報で、いくらポジティブ思考をしてみたって、空回りするだけ。

■「無意識の回路」を整える

要は、無意識の領域に、ネガティブ回路をつくらない、ということ。

そのためには、意識的につくるポジティブ思考なんかじゃなく、何でもない生活習慣が大事になってくる。

先に述べた早寝・早起きも、その一つ。セロトニンが出ている脳は、楽観的にものを感じることができるし、メラトニンが出ている脳は、失敗を回避することを学習できる。失敗しにくいナチュラル・ポジティブ脳をつくるためにも、早寝・早起きは大切なのだ。

あるいは、日ごろの何でもない言葉癖が、ネガティブ回路をつくってしまうこともある。「でも」「だって」「どうせ」「そうは言っても」を繰り返していると、ネガティブ回路を量産してしまう。

無意識の回路を整えて、潜在意識に身をゆだねる。それこそが、人生を豊かにする最大の秘訣。この本は、そのためにある。

脳のトリセツ⑥
有酸素運動、泣くこと、笑うことは、脳神経に良い効果がある

■脳に良いこと

ここまで、脳に悪いことを述べたが、そのアンチテーゼを立てれば、脳に良いことが見えてくる。

早寝、早起き、いい朝ごはん、ネガティブ語を使わないなどなどですね。なんだか、昔から、親や学校の先生に言われ続けてきたような、古典的な人の暮らし方だが、それはやはりバカにできないのである。

それに加えて、身体を動かすこと。

少し汗ばむ程度の有酸素運度は、好奇心をつくり出すドーパミンというホルモンと、集中力をつくり出すノルアドレナリンというホルモンを同時に出して、脳を洗練された回路に導いてくれる。

好奇心と集中力が共にあれば、勉強するのも仕事をするのも、苦にならない。注意力散漫で、何にせよ成果が出にくい人は、努力する時間を増やすより、身体を動かす習慣を持ったほうがいい。

さらに、泣くのもいい。脳内麻薬が出て、脳神経回路のストレスを解消してくれるので、**ストレスが高いときは、映画や本などで涙を流すのも、脳のいいメンテナンス方法だ。**

何も、ストレスを感じる対象で泣かなくてもいいので、好きなジャンルの映画や趣味で、気持ちよく泣いておけばいい。

ストレスが高いタスクが進行中の方は、要領よく泣いておくと、怒りの電気信号がショートして人前で不用意にキレることがなくなり、プロとしてカッコいい。

子育て中のお母さんも、叱らなくてもいいことで子どもを叱ることが減るので、ぜひ、お試しください。

笑う、というか、嬉しそうな表情筋をつくることもおすすめ。

人は、嬉しいから笑うわけだが、**嬉しい表情筋をつくると嬉しい気分になる、**という、逆入力もありなのだ。

さらに、人の脳には、ミラーニューロン（鏡の脳細胞）と呼ばれる認知細胞があって、目の前の人の表情筋を映し取ってしまうのである。というわけで、嬉しそうな人は、その表情筋を周囲に伝染させてしまう。

つまりね、嬉しげな顔の人は、周囲の人を嬉しげな表情にしてしまい、結果、周囲の人の気分を明るくしてしまうのである。嬉しそうな表情の人は、だから、常に前向きな人に囲まれている。当然、事がうまくいくのは当たり前なのだ。

仕事なら、あやまるときでさえ、その前に嬉しい気持ちになって、嬉しそうな表情をつくったほうがいい。「あやまるチャンスをもらえてよかった！　次、ちゃんとやるからね！」という感じで。そのうえで、直前に神妙な表情に変えて、相手の前に出るのである。

この顔のつくり方だと、前向きの感じが出るので、あやまられたほうも気持ちいい。落ち込んだ気持ちをそのまま顔に出してあやまられても、被害者意識（「なんでわたしがこんなことに……ひどい」てな感じ）があるように見えて、あやまられた感じがしない。

というわけで、脳には脳の使い方がある。**「泣く」と「笑う」を出力じゃなくて、入力に使うという手**なんて、おもしろいでしょう？

第2章で述べる、「脳を活性化するコツ」は、暮らしの中で何気なくやってしまう脳を悪くすることをやめたり、脳を良くすることを足したりする術だ。何でもないことだが、これが積み重なると、ほんとに「あれ？」というくらい、情緒が安定したり、成績が上がったり、ものごとがうまく回り始めたりする。

結局、私たちの人生は、私たちの脳がつくり出していく物語なのである。あなたの人生を紡ぐ、あなたの大事な脳。その整え方を、しっかりつかんでください。

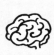

脳のトリセツ⑦
脳には「7日一巡感」がある

■なぜ、7日？　49日？

脳を活性化する生活術は、どうかまずは7日間、お続けいただきたい。

7日経つと、きっと、何かを自覚できるはず。

というのも、私たちの脳には、7日を一巡と感じる、原初的な機能があるからだ。

The magical number 7（魔法の数7）という言葉をご存じだろうか。これは、ジョージ・ミラーという心理学者の論文のタイトルに使われたワードだ。この論文は、のちに、認知心理学という新たな学問領域を拓いたと言われた。この中でミラーは、

「人は、7つまでの情報は把握しやすく、記憶しやすい」という主旨のことを述べている。

その昔、電電公社が黒いダイヤル電話を普及させたとき、市内局番は7ケタ以内にするように現場に厳命が下ったという。理由は、7ケタまでなら、電話番号を耳で聞いて、ダイヤルを回し終えるまで覚えておける人の数が90%を上回るのに、8ケタになった途端に10%台まで下がるからだったそう。

■脳の中の〝箱〟

脳の中には、とっさに使う超短期記憶の場所がある。何でも入れられる〝箱〟のような場所だ。ヒトは、何かの情報を与えられたとき、その〝箱〟にとりあえずつっ込んで、それから、感じたり考えたり使ったりする。その脳の〝箱〟の数が7つの人が、人類の大半なのである。

電話番号を聞いたとき、その箱に数字を一つずつ投げ込んで使う。だから、多くの人が7ケタまでなら、難なく対処できるのだ。

この〝箱〟には、もう少し大きな情報の塊も入れられる。『完訳　7つの習慣　人格主義の回復』なんていう本があるが、こういう法則のような「概念」も可能だ。

情報は、それが数字のようなものであれ、概念のようなものであれ、7つまでの属性で表せば、人は把握しやすく、記憶にとどめておきやすい。また、ちょうど7つで表された情報には完全性を感じるという傾向もある。〝箱〟がすべて埋まるので、世の中のすべてをつかんだような気になるのに違いない。

そう言えば、ラッキーセブンに七福神……幸福は、洋の東西を問わず、7つの座席をいっぱいにしてやってくるらしい。冒険者は七つの海を越え、七色の虹を見る。歌姫は、7つの音階(ドレミファソラシ)で歌を歌う。

人に何かを伝えようと思ったら、7という数を意識してみたらいい。

ちなみに、数年前、シーナ・アイエンガーという米国の心理学者が書いた『選択の科学』という本が日本でもベストセラーになった。

彼女によると、人は、4~6個の選択肢からものを選び取ったとき、最も選択満足度が高いのだそうだ。たとえば、20種類を超えるジャムが華やかに並んでいるときより、6種類のジャムが並んでいるときのほうが、ずっと購買実績がいいという。商品のバリエーションは多ければいいというものじゃない、というのが彼女の主張だった。

この6という数が興味深い。たしかに、6種類なら7属性以下。人は、とっさに全体がつかめる。全体を把握して、賢い選択をしたような気分になれるに違いない。これが8種類を超えると、無意識のうちに「見逃してしまった何か」があるような気がして落ち着かないはず。

しかし、それなら7種類でもいいのでは？　と、ふと思ったのだが、なぜか6種類を超えてはいけないらしい。これは仮説だが、7種類だと「完全性」が生じてしまうので、そのうちの一つだけを買って持ち帰るのに抵抗が生じるのではないだろうか。

脳は、精緻な装置であり、私たちは、その装置の特性から逃れられない。逆に言えば、その装置の特性に気づいて、マーケティングや人生に活かすのが、私たち脳科学を追究する者の役割だ。

■1週間で意識が変わる

さて、時間幅のある情報が、この7つの〝箱〟を埋めたならば、私たちの脳は「一巡した」と感じる。たとえば、7日。

言うまでもなく、世界は7日ワンセット＝1週間で暮らしている。キリスト教の神様が6日で世界をつくり7日目に休息を取ったからだし、ユダヤ教、イスラム教の神様も1週間で暮らせと言っているからなのだが、これらは元は同じ古代宗教なので、揃っていてもおかしくはない。

でも仏教までもが、初七日《しょなのか》、二七日《ふたなのか》……と四十九日までを数えるでしょう？　7日ごとにお経をあげて、少しずつ故人のいない生活に慣れていく。

私たち脳の中には、宗教に導かれる前から、原初的に備わっている「7日一巡感」があるのである。

■1週間あれば、人は、意識の位相が変わる

暮らしを変えて7日目、脳は、かちりとダイヤルを回す。初七日、二七日と気持ちの整理がついていくように、薄皮をはがすように何かが変わっていく……1週間とは、そんな単位だ。まずは、自分の脳の7つの〝箱〟を、脳にいい暮らしの記憶で埋めてみてほしい。

このプログラム、勘のいい人なら、早寝早起きを始めた翌日には、効果を自覚する

と思う。3日もすれば、かなり変わったような気がしたりもする。しかし、そこでやめてしまっては、脳は位相を変えないままで、元の木阿弥《もくあみ》。三日坊主とはよく言ったものだ。最低でも1週間はやり遂げないと人は変われない。

1週間やり遂げても、また元の暮らしに戻って時が経てば、当然、脳のパフォーマンスは落ちてくる。しかし、**1週間やり遂げた人は、何となく心の片隅に「脳にいい暮らしをしなきゃ」という自戒が残っていて、無意識のうちに、7日間プログラムのうちのいくつかを踏襲したりしている**はずだ。またやろうという気になるのも1週間到達組。

まずは3日、きっと効果を自覚できるから、ぜひやってみて。次に、三日坊主にならないために、残り4日を頑張ってみてほしい。

■7週間で性格が変わる

そして、その7倍の49日があれば、脳はかなり位相を変えられる。「性格を変える」「成績を上げる」などの劇的な効果を望むなら、ぜひ、49日間を目指してください。

49日間は、脳が新しい環境に合わせて、神経回路をつくりかえるのに必要な時間なのである。

たとえば、手術をして、身体の環境が変わる友人に、私は「49日間は、脳と身体の関係に少し違和感があるけれど、49日で消えるので、どうかめげないで」とアドバイスするのだが、「本当にそうだった！」と必ず言われる。

私の友人の作曲家が、生まれつき耳小骨がなくて片方の耳しか聞こえなかったのだが、30代にセラミックの耳小骨を入れて、両耳が聞こえるようになった。

ところが彼は難儀したという。目の前の人のしゃべる音声が、真横から聞こえてくる。目の前から近づいてくるバイクの排気音が真横から迫ってくる。

生まれつき片方の耳しか聞こえなければ、脳の聴覚野が、音の中心点を取る際に、その分を補正してくれるのだ。それが、急に両耳が聞こえるようになると、この余分な補正が災いして、音の中心点がずれてしまう。

「でも、大丈夫、49日で治るから」と言ったら、まさにその通りだったという。医者は2か月弱と言ったけど、それよりも10日くらい早かったので、まさに49日だったね、と彼は言った。

49日は、脳を変えるためのワンサイクルなのだ。

とはいえ、毎日じゃなくても、全部守らなくても大丈夫。ほぼほぼ、この本で言うことを守っていただき、たまに「罪悪感と共に破る」くらいは脳も見逃してくれる。

まずは、脳を変えてみよう。

その先のことは、あなた自身の脳がしっかりと導いてくれるだろう。

第2章
7日間プログラム
さりげない生活習慣こそが、脳を劇的に変える

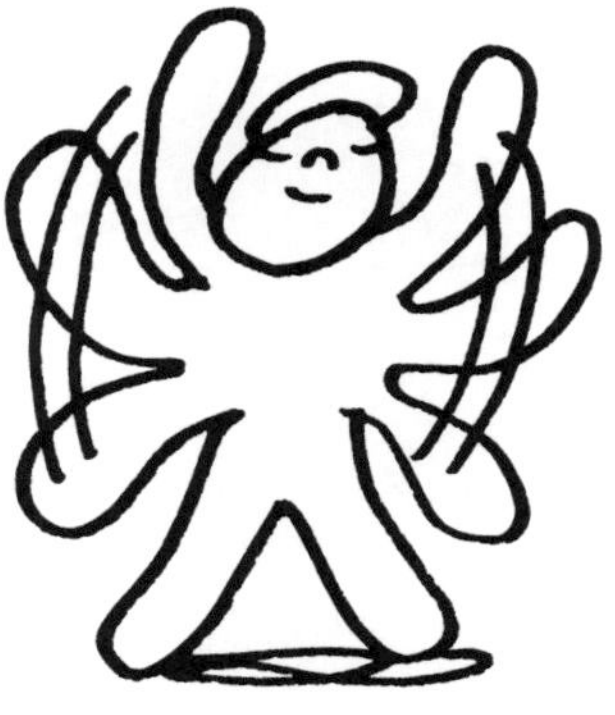

すればいいことはわかっているのに、する気にならない。ぐずぐずしているうちに、一日が終わってしまう。そんな「人生だめだめモード」というときが誰にもある。現に今の私もそう。この原稿の締め切りが迫っているのに、まだこんな冒頭にいる（苦笑）。

「今日こそ、気を入れて書くわ」と宣言した日曜日なのに、手つかずのまま、もう午後4時半。もうすぐ「笑点」が始まってしまう、そんな日（泣）。そんな日は、たしかに誰にでもあるのだが、私が多くの人とちょっと違うのは、抜け出し方を知っていること。そんな日が漫然と続くということはない。

人生は、長い旅だ。イケてない日があってもいい。しかしイケてない日だけで生きていくわけにはいかない。

え、抜け出せるかって？　そう、抜け出せるのである。

脳を、ドライブ・モードにすればいいだけだ。切り替えである。

ただし、「はじめに」でもお伝えしたように、精神力や発想の転換で切り抜けるわけじゃない。〝脳に良い習慣〟で切り替えるのである。

食べ方や眠り方、ちょっとした身体の動かし方……脳にさして影響を及ぼすようにも思えない、そんなさりげない生活習慣こそが、脳を劇的に変えるのである。

世の中は、さりげないものほど強い。妻にがみがみ言われるより、愛猫のさりげない一瞥《いちべつ》のほうが、どんなに「あ〜、俺が悪かった、すまぬ」と思わされてしまうことだろう。

脳を転換させようと思ったら、さりげないことで十分。ただし、残念なことに、「発想の転換」のように、瞬時に変わるわけじゃない。せめて7日は必要なのである。でもね、瞬時に変わることは、瞬時に戻る。時間をかけた変革こそが、定着するのである。そして、多少は手間がかかるからこそ、他人に対するアドバンテージになる。誰でもできる、じゃ、つまらない。7日間、徹底してやれる人は意外に少ない。49日間やり通せる人は、これは本当にまれだ。自分に挑戦してみない？

イケてない日が、もうずっと続いているのだとしたら、今こそ、「さりげないことの積み重ね」に、身を任せてみよう。

というわけで、この章では、脳を活性化する具体的な生活習慣をまとめてみた。

ここで述べる9項目を、まずは7日間やってみてほしい。基本は「早寝早起きをして、タンパク質たっぷりで糖質控えめの朝食をとり、ネガティブ回路をつくらない暮らしをする」だけのこと。

まぁ、あまり気負わず、リラックスして始めてみて。プログラム中でも、さぼっちゃって「イケてない日」があったっていい。その日はなかったことにして7日間をカウントすればいい。

そもそも完璧主義なくせに、気持ちが弱いから、多くのことが続かなかったんじゃない？　ちょっとうまくいかなかったら、「あ〜、もういい！」って、なっちゃって。「いいかげん」も、成功の秘訣。脳は意外に臨機応変。「これはイレギュラーなの。カウントしないで」と脳にお願いすれば、けっこう大丈夫。たとえ、そのお願いが届かなかったとしても、そこまでの積み重ねは、絶対にゼロクリアされない。「さりげないことの積み重ね」は、脳神経回路に降り積もるように浸透するからだ。

ちょっとしたつまずきを、大きな放棄に変えないで。これは、人生全体にも言える。人生は意外に優しい。私の本も優しいのである。あなたにずっと寄り添っていくよ。

このことを忘れないでほしい。

program

1

夜のてっぺん（午前0時）は寝て過ごす

質のいい眠りで ぐずぐず脳から脱出する

ぐずぐず脳から脱するための7日間プログラム、1日目。おもしろいことに、このプログラムは、午前0時からスタートする。

午前0時、闇の中で寝て過ごすこと。これが、プログラムの始まり。

とはいえ、夜更かし習慣の人が、いきなり午前0時に眠っているのは難しいかもしれないね。

実際には、22時半頃お風呂に入り、23時にはスマホやダブレットPCの電源を落とし、ストレッチをしたり、興奮しない程度の音楽やラジオを聴いたり、ビジネス書以外の本を読んだり、人肌に温めたミルクを少し飲んだりして静かに過ごそう。

第1章でも述べた通り、**午前0時から2時の間は、眠りのプラチナタイム。**脳にとって、この時間帯の眠りは、ひじょ〜〜〜に大事。**脳を進化させるためのホルモン、メラトニンの分泌加速時間に当たるからだ。**しかし、目から光が入っていると、その仕事を邪魔するのである。だから、目から入る光刺激を断って、脳には脳の仕事をさせてあげよう。

だって、その仕事こそが、センスを研ぎ澄まして勘が働くようにし、発想力をつくり出し、やる気をつくり出し、細胞を生まれ変わらせ、アンチエイジングに寄与することだからだ。やってもらわなきゃ、困るでしょう？

逆に言えば、午前1時過ぎまでSNSに入り込んで、どうでもいいことに返事したり、他人のランチをぱらぱらスクロールして見たりしているあなたは、脳がセンスアップしたり、肌が再生したり（10代なら背が伸びたり）するのを邪魔しているのだ。イケてなくなっていくのは、当然じゃないかな。

ちなみに、第1章でも述べたけれど、夜勤シフトで働いている人は、それが習慣になっていれば、この時間帯がずれても、ある程度は脳が追随してくれる。

その場合は、「規則正しい時間帯」に寝ることを意識してほしい。いくつかのパターンがあっても脳は対応できるから、大丈夫。

ただ、そうは言っても、午前0時の睡眠は、やはり脳にいい。休みが取れたら、ぜひプラチナタイムを活用してね。


脳の働きの基盤となるのは、神経細胞・ニューロンをつなぐ神経回路。その脳神経回路に信号を行きわたらせたり、眠りによって信号を鎮静化する脳内ホルモンたち。このホルモンには多くの種類があるが、ぐずぐず脳を改善し、脳を活性化するために特に重要なのは、とりあえず4種類。**メラトニン、セロトニン、ノルアドレナリン、ドーパミン**の4つだ。**これらは、脳を活性化し、学習能力を上げ、意欲や好奇心、発想力、集中力、そして幸福で穏やかな気分をもたらすために不可欠なホルモン**だから。

ぐずぐず脳は、これらのホルモンが出にくい状態にある。この本で提唱する生活習慣のうちのいくつかは、これらのホルモンの分泌を促すものになる。そして、「夜中てっぺん、暗い中にいる」は、メラトニンの分泌を促す習慣だ。

メラトニンは、意識領域の信号を鎮静化させ、脳を眠りに誘うホルモンだ。眠りは、脳にとって、意外に大事。疲れを取るだけじゃない。

脳は、眠っている間に進化する。今日一日の出来事を、何度も再生して確かめ、そこから知恵やセンスを切り出して、脳神経回路に定着させる。**学習した記憶を定着させるのも、そこからセンスをくくり出し、明日の発想力や展開力を高めるのも、脳は眠っている間にやっているのだ。**

運動センスや芸術センス、コミュニケーション・センスもそう。だってほら、脳は起きている間は、思考したり、現実に対応したりしているので忙しいでしょう？　脳の持ち主が眠ると、やっと脳は手が空くので、記憶を吟味したり、知識を精査したり、センスをつくったりできるのである。あ〜、そう考えると、時間を垂れ流すように使ってしまう夜中のＳＮＳ時間なんて、ほんっともったいない！

ちなみに、深いノンレム睡眠のときに、人は疲労物質を除去し、新陳代謝を行い、浅いレム睡眠のときに、こういう作業を行っているとも言われる。

さて、記憶力を上げ、発想力を上げ、センスをつくり出し、明日のイケてる脳をつくり出すメラトニンは、当然、脱ぐずぐず脳の立役者だ。ぜひ出したい、今日からたっぷり……と思うでしょう？

しかし、これをしっかり分泌させるのには、コツがある。長時間眠ればいいというものではないし、いつ寝ても同じというものでもない。**大切なのは「睡眠の質」。何度も言うが、最も効果的なのが「夜中のてっぺん（午前0時）を寝て過ごす」こと。**なぜなら、眠りをつくり出すホルモンのメラトニンには、時間依存性があるからだ。

メラトニンは、目の網膜が暗さを感じると分泌されるホルモンで、眠りの質を担保する。これが、おおよそ午後10時から午前2時の4時間に分泌加速時間を迎えるのである。この4時間の間に寝付けば、午前2時までに分泌量がぐんぐん増えて、午前2時の分泌量を朝までキープするのが、一般的な眠り方。

ということは、午後10時に寝ていれば、最も理想的。加速時間が4時間も使える。逆に1時半に寝たら、加速時間は30分しかないので、ジリ貧のメラトニン量で、そのまま朝までいかなければならない。質の悪い睡眠で、つくられる記憶もセンスもいまいち、ってことになる。

夜中てっぺん睡眠は、成長ホルモンの後押しもする。成長ホルモンは、「成長」と呼ばれているが成長期だけに出るわけじゃない。生涯を通じて細胞の新陳代謝を司るホルモンだ。これが、メラトニンの加速時間と同じ午後10時から午前2時に分泌最盛時間を迎える。だから、夜中てっぺん睡眠を遂行すれば、毎晩成長ホルモンがしっかり出て、子どもは背が伸びるし、女子は肌がツヤツヤになるし、男子は男っぷりが上がるはずなのだ。

とはいえ、現代生活で午後10時の就寝は難しいよね。

なので、以下に、眠りの質を上げるコツをお教えしよう。「午前0時に寝ても、午後10時に寝たライバルに勝てる方法」である。

暗闇の中で寝る（間接照明はOK）

部屋は暗くして寝ること。

目（まぶた）に直接光源が当たるものは、すべて遮断すること。天井の豆電球は消すべき。DVDやオーディオなどの電光表示も、顔の前にはないほうがいい。あれば、ついたてなどで遮断してね。

当然、枕元に携帯電話を置くことはＮＧ。携帯電話は、点滅ランプが派手で、無駄に光る。充電ステイが置いてあるなんて、言語道断。携帯電話は枕元を避け、胸より下の横位置に置こう。ただし、床置きする場合、トイレに立つとき踏まないように気をつけて。

窓の外の街灯やネオンサインが部屋に入る場合は、遮光カーテンなどを使ってしっかり遮断すること。

真っ暗だと眠れない人は、間接照明を置くといい。光源が直接目に当たらない、すりガラス（あるいはすりガラス風のプラスティックや和紙）などで囲われた、ふんわりと広がる優しい光なら大丈夫。足元に、ややオレンジ色がかった丸い間接照明を置くと、暗闇よりも眠りの質が上がるという事例報告もある。ただ、基本は、自分自身が落ち着く間接照明を選べばいい。「落ち着く」ということは「視神経を無駄に刺激しない」ということだからだ。

眠りにつくときに部屋を暗くしなければならない理由を解説しよう。

視神経とホルモン分泌には、密接な関係性がある。

眼球の後ろには、視神経が長く伸びている。この視神経の先に、視床下部と呼ばれる器官があり、視床下部の下に脳下垂体と呼ばれる器官がくっついている。この二つが、ホルモンに深く関わっている。いわば、ホルモン分泌の中枢司令塔だ。

これらは、視神経に隣接しているため、視神経の緊張が直接伝わる。そうして、視神経が緊張したときや、逆に、視神経の緊張が解けたときに、それぞれのシーンにふさわしいホルモンが分泌されてくるのである。

視神経の緊張が解けたとき、すなわち、目に当たる光の量がゼロに近くなったとき、私たちの脳に出てくるのが、脳の持ち主に眠りをもたらし、脳を進化させるメラトニンや、身体を新陳代謝させる成長ホルモンだ。

31頁でも述べたが、朝の自然光の刺激を受けて分泌されるのが、幸福感をつくり出し、やる気を下支えするセロトニン。

地球の表層で何万年も生きてきた生物たちは、闇と光のどちらもうまく使って生き延び、進化してきた。ヒトの脳にも、暗闇の中で出すホルモンや、朝日の中で出すホルモンがあって、それらが、自転車をこぐ左右の足のように、脳を活性化して回しているのである。

視神経とホルモン司令塔の密接な関係

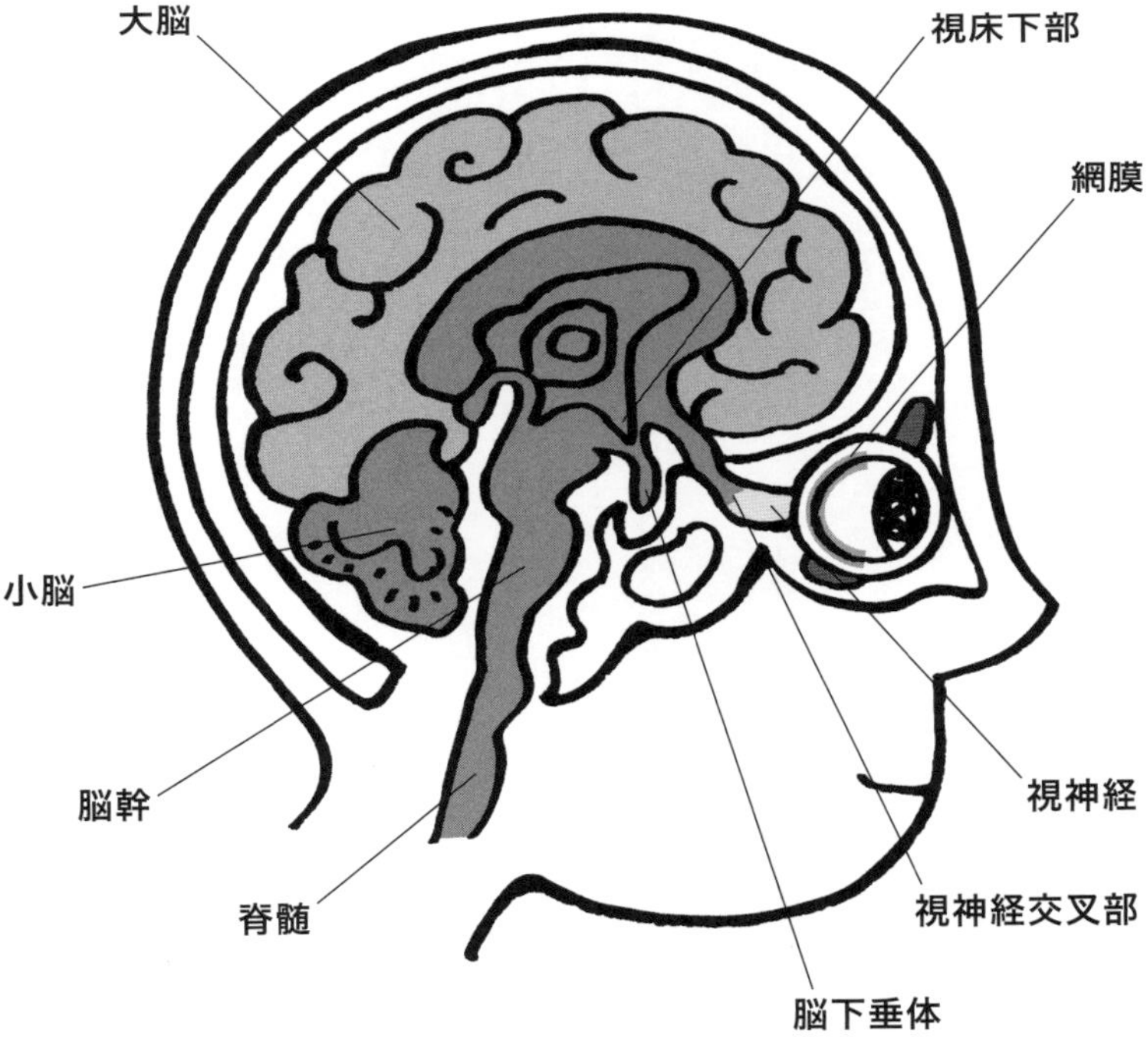

網膜が感じる光と闇で
ホルモンをコントロール

網膜が闇を感じると視神経から視床下部とその下にある脳下垂体に刺激が行かなくなり、この二つの器官が活性化。メラトニンをはじめ、さまざまなホルモンの分泌司令を出す。また、網膜が朝日を感じ、視神経を通して刺激が行くと、セロトニン分泌の司令を出す。

大昔、人類の脳が著しく進化した時代、夜は漆黒の闇だった。なので、暗いなら、きっぱり暗くしたほうが、うんと効果がある。人類に電気が普及して、夜が異常に明るくなってから、高々１００年である。夜の闇と朝日のスイッチングが不必要な生き物になるのには、まだまだ何千年もかかるに違いない。

ちなみに、男性の性的能力を担保しているテストステロンという男性ホルモンは、夜の闇と朝日の〝両輪〟がなくては分泌されない。

テストステロンは、主に下半身で分泌され、勃起や射精をアシストするホルモンで、脳には闘争心や独占欲を掻き立て、好奇心ややる気を倍増させる作用がある。成人男子にとって、「男として、凛々《りり》しく、カッコよく生きる」ために必要不可欠のホルモンなのだ。

このテストステロンは、「暗闇の中で寝て、朝日と共に起き、一日の終わりに肉体疲労がある」ことで誘発される。

ひと昔前の男子なら、当たり前だったこの暮らし、現代の男子には、案外難しい。「暗闇の中でスマホを凝視し、朝日は見過ごし、一日の終わりに精神疲労ばかりある」男子に、恋力があるはずがない。がしかし、それが21世紀の一般的男子なのでは？　そりゃ草食系になっちゃうよね。

　彼氏にもっと男らしくなってほしかったら、夜中にＬＩＮＥなんかで捕まえてる場合じゃない。メッセージの返信が間遠でもイラつかないこと。そうそう、女子自身も早く寝なくちゃ、だしね。

　ちなみに、テストステロンは、脳が危機を感じると緊急噴射される。オスたちに備わった、生命の危機を感じたら死ぬ前に遺伝子を残そうとする本能らしい。

だから、男子たちは、「断食して滝に打たれる」とかすると、がぜん元気になれるのだ。ハングリー精神というやつは、テストステロンを分泌させて、やる気と闘争心を倍増させようという男性脳の戦略。逆に言えば、女性には、苦しい修行は不要。ハングリー精神もいっさい必要ない。

　哺乳類のメスは、自分の身体が安全に保たれていないと遺伝子を残せない。このため、飢餓状態などの生体ストレスが続くと生理が止まって、生殖の可能性を断つ。**女性脳にやる気を出させたかったら、脳に「優遇された環境にいること」を知らせることだ**。つまり、美味しいものを食べ、エステなどに行って気持ちいい思いをし、誰かにうんと優しくされるとやる気が出る。修行系セミナーなんかに行っても意味がない。

あ、そうか、同席の男子たちにテストステロンが出てくるので、恋人探しにはいいかもしれない。

テストステロンのことを考えても、「闇の中で寝て、朝日と共に起き、一日の終わりに肉体疲労がある」のがポイントなので、この7日間プログラムはよく効くはず。男子は脳だけじゃなく、下半身でも「やる気倍増」ホルモンが分泌されることになる。いっそうの精進をおすすめする。

おまけに、何か生体危機があると効果倍増かも。寒い、暑い、飢える、精神的に追い詰められる……などなど。「妻や恋人に、理不尽なことでなじられる」もテストステロン分泌のきっかけになるそうだ。恋愛ドラマなどで、「あなたなんて、私のこと、ちっともわかってない」なんて泣かれて、喧嘩《けんか》して、どさくさに紛れて最後はなるようになる、あのシーンね。「浮気」もテストステロン倍増に効くそう。お試しあれ、とは言いにくいけど。


というわけで、とにかく、「闇の中で寝よ」。

男も女も、脳に原始のちからを呼び覚ます魔法です。

日没後は明るすぎる照明に注意

そして、眠る前の光にも、配慮が必要だ。

昔は、日没後、何時間か、薄暗い囲炉裏の炎を頼りに過ごし、やがて眠りについた。脳が、眠りへの準備運動を始められたのだ。

今は、日没後も煌々《こうこう》とした光の中にいる。就寝の直前まで、真昼間と同じ刺激を受けていたら、視神経も、にわかには休めない。眠りにつくのは、午前0時直前でいいけれど、その前に、視神経の「準備運動」を始めよう。

まずは、**日没後、無駄に強い光を網膜に当てないこと**だ。

私は息子が小学生だったとき、日没後のコンビニは禁止した。照明が明るすぎるからだ。子どもの脳の夜の仕事は、大人の何千倍。眠りの質を下げるのは残念すぎる。

我が家は、リビングの照明も、電球を間引いて、比較的暗めにしている。そして、よりいっそう気をつけているのが、トイレとバスルーム、そして廊下。これは、たぶん、一般の家庭より暗い。

熟年世代の方で、「夜なかなか寝付けない」「トイレに起きた後、悶々《もんもん》として眠れない」という方がいるが、きっと、廊下やトイレが明るすぎるはず。明るいトイレが好みの方は、足元にランプを置いておくといい。夜中だけ、そのランプをつけておいて、天井の照明をつけないでいると、眠りが妨げられないのがわかるはず。

私自身は、水回りはぱっと明るいのが好きなので、昼照明と夜照明のスイッチングができる家が欲しいなと思う。

ちなみに、一日中同じ快適温度や、一日中同じ明るさの部屋にいるのは、一見快適なようだが、脳には苦痛だって知ってる？

一日中、20度ちょっとのからりとした部屋にいたら、たしかに快適だが、夜、うまく寝付けないというデータがある。ビル内空調も、外気温の変化にあわせて、午後1時頃をピークに山形を描くように調整すると、そこで働く人々の眠りの質が上がるのである。光も同様。日没後は、照明を暗めに落とし、手元の照明でアシストしたほうが脳にいい。

幼いお子さんを育てている方は、空調の「自然に近い変化」を心がけてほしい。子どもたちの脳に、自然の力をあげたいので。外気温と同じにせよ、というのではない。外気温が、朝24度→昼32度→夕方27度と変化するなら、空調は、朝なし→昼26度→夕方24度のように、ゆるやかに変化をつければいい。ちなみに右に示した空調温度は、暑がりの私のそれ。温度の高さは、個人の好みに合わせて変えてください。大切なのは、昼間高め、朝夕低めに設定すること。外の変化が大きい日は、これをやや大きく、外の変化が少ない日には、これを少なめにすればなおいい。

網膜や皮膚に与える変化が自然に近いこと。脳を活性化させる大事なコツだ。それだけ、私たちは、自然と一体化して生きているということなのだろう。

スマホもパソコンも
寝る1時間前にオフ

さて、その「自然」から最も遠いのが、携帯端末だ。

オール天然カラーの鮮やかな精密画面が、手元でするするとスクロールする。**地球の生物の長い歴史の中で、こんな視神経体験は初めて。視神経のストレスはハンパない**のである。このため、電源をオフした後どころか、眠った後でさえ、視神経の緊張が解けず、ホルモン分泌がいまいちという事態さえ起こる。

つまり、携帯端末の凝視は、それをやめて、本人が眠りについたその後まで、視神経に悪影響を及ぼす。長い人で1時間に及ぶとも言われている。

逆に言えば、**午前0時に脳にホルモン分泌を始めさせようと思ったら、その1時間前には携帯端末の画面をオフにしてほしい。**

百歩譲って、(本当はやめてほしいが)遠くから観るテレビや、パソコンのワープロなどの文字画面はよしとしよう。しかしながら、スマホやタブレットPCのような「オール天然カラーの小さな画面を至近距離でスクロールして観る」ことは、視神経が強い刺激にさらされるので容認できない。

残念なことに、テレビゲームが一般家庭にまで普及した1985年以降とそれ以前では、人類の睡眠の質が変わってしまった。

ニート（NEET）という不就労・不就学の若者を指す言葉が使われ出したのは、2000年頃。2000年代半ばには、全国で行政のニート対策が盛んになった。その対策の最初の対象になった世代は、1985年に小学生だった世代だ。しかも、大半が男性である。寝る直前まで電子的刺激にさらされた脳は、眠りの質が悪く、記憶が定着しない。翌朝のセロトニン分泌もいまいちなので、やる気や達成感に乏しい。このため、打たれ弱く、挫折に著しく弱い傾向がある。挫折に弱いと好奇心が失せやすく、意欲が萎えやすい。男性ホルモンの分泌も阻害されるので、闘争心も湧き上がってこない。脳から好奇心や意欲が消えたら、生きていくのさえしんどくなるはずだ。自分は何がやりたいのかさえ、わからなくなってしまうに違いない。人類から、夜の闇を奪うということは、なんと恐ろしいことなのだろうか。

テレビは昔と比べて、かなり視神経に優しい設計になっている。とはいえ、寝る直前まで観るのはやはりすすめられない。**この7日間プログラムの間は、スマホも携帯電話もパソコンもテレビも、寝る1時間前には電源を切ろう。**どうしても観たい番組があるなら、録画して早朝観るくらいの心構えで。

ちなみに、同じ視神経を使うのでも、本や漫画を読むのはOK。目に優しいスタンドで、どうぞ。天井の照明で本を読もうとすると、かなりの光量が必要になる。結局、視神経を刺激してしまう。

当然、音楽やラジオは視神経に関係なくＯＫだが、激しい音楽や、腹が立つような内容の情報に触れると、神経が興奮して寝付けなくなるので、気をつけてね。

そして、子どもがベッドの中にスマホや携帯ゲーム機を持ち込んでいるようなら、親たるものは戦慄してほしい。

中学生の子が、午前０時を携帯端末と共に過ごしたら、ニートになる危険性大だと思ったほうがいい。成績が伸び悩む。しかも、身長の伸びもぴたりと止まる。

２年ほど前、二組の双子ちゃんが私のもとへやって来た。偶然、１週間と開かずに遊びに来た全く関係のない双子の男の子たちだが、なぜかどちらも７センチの身長差があった。どちらも二卵性のようだが、他の兄弟よりずっと遺伝子が近いであろう、よく似た二人。同じ日に生まれて、ほぼ同じ環境を与えられたのに、７センチも身長が違う。

その二組には、同じ特徴があった。「背の低い」くんは、夜中の０時に携帯端末を凝視しており、「背の高い」くんは、夜中の0時にぐっすりだ。男の子も女の子も、身長が欲しい現代。背が伸び悩むことをしっかり伝えて、夜中の携帯端末凝視を阻止しよう。

さて、成長期の子どもたちの身長に7センチもの差をつけてしまう新陳代謝力の差は、**大人たちにとっては、若々しさの差**になってしまう。

肌にハリがあり、骨がしなやかで、声が甘く、髪が豊かで、骨粗鬆症《こつそしょうしょう》になりにくい。そんな大人でいたいもんだ。でしょ？

湯船に浸かると眠りの質が上がる

睡眠をグレードアップするために実行してほしいことがある。それがお風呂に入ること。正確には、湯船に浸かるか、熱めのお湯のかけ流し足湯をしてほしい。

実は、**湯船に浸かると、メラトニンの分泌量が増えることがわかっている。**人によっては、午前1時半から2時の間の最後の加速追い込みが数倍になることも。これこそ、0時に寝ても10時に寝たライバルに勝てる奥義といっても過言ではない（微笑）。

最近の研究で、**足を洗面器に入れて、その洗面器に熱めのお湯を5分以上かけ流すことでも、睡眠促進効果が確認されている。**浴槽に入る手間がどうしてもかけられない人や、小さなお子さんと夕方お風呂に入ってしまうので、自分が寝る頃には入浴効果が期待できないという方も、こちらを試してみて。

お風呂に入る時間帯は、実は個人差がある。

眠る直前に、熱めのお湯にさっと入ったほうがいい人もいれば、早めに、ぬるめのお湯にゆっくり浸かったほうがいい人もいる。これればかりは、特定できないので、自分で見つけてほしい。

ただ、眠りにつきたい時刻の1時間半ほど前が適正という人が多いそうなので、まずは、その時間から始めてみては？　効果がないと思ったら、眠る時刻に近づけてみよう。

さて、ではなぜ、お風呂に入ると、睡眠の質が上がるのだろうか。

湯船に浸かったり、熱めのお湯のかけ流しをすると、体表面の温度が一気に上がる。脳は危険を感じ、体温を一定に保とうとして、体内深部温度（内臓の中心部や脳内の温度）を下げる命令を出す。いわゆる湯冷めが起こるのである。この湯冷めがミソなのだ。

体内深部温度が下がり、手足が温かい、というのは、副交感神経優位の際の体温分布である。私たちの神経系には、興奮系の交感神経と、鎮静系の副交感神経の２系があり、交感神経優位のときには意識活動が活性化し、副交感神経優位になるとメラトニンの分泌が促されて眠りに誘われる。

副交感神経が優位になると、体内深部温度が下がり、手足が温かくなる。赤ちゃんがぐずると、母親たちは、赤ちゃんの手足を触って、温かくなっていれば「眠いのね」と判断する。あれは、大人にも起こる。

しかし、逆もまた真、なのだ。つまり、**体内深部温度を下げ、手足を温かくすれば、おのずと副交感神経優位になり、人は眠りに誘われる。**

ちなみに、東大現役合格者の生活習慣を調べたところ、夜お風呂派の比率が高いことがわかり、朝シャワー派の高校生に、1か月間、夜お風呂に入ってもらったところ、なんと多くの生徒の実力試験の結果が上がったという研究結果さえ出ているのだ。

お風呂に浸かるだけで、あるいはかけ流しの足湯だけで、いつもの眠りがプラチナ睡眠に変わるので、7日間プログラム中は、これはぜひ実行してほしい。疲れていたら、頭を洗うのも身体を洗うのも翌朝でよいので、とにかく浸かってほしい。

明日何時に起きるか念じて寝る

睡眠の質を上げるコツに、「明日何時に起きるか、念じて寝る」というのもある。

私たちの神経系には、体内時計と言われる機能があって、24時間をおおまかに計っている。「明日、○時に起きる」と念じて眠ると、脳は、その時間までに効率のいい睡眠ができるよう、あらかじめプログラムして、そのプログラムを遂行するかたちで睡眠を進める。なので、起きる時間を脳に伝えて眠るのと、そうでないのとでは、睡眠の効率が違うのだ。

なお、何時に起きるかは、口に出して言わなくていい。声を出すと、交感神経が立ち上がって目が覚めてしまうので、思うだけで十分。そして、この脳内睡眠プログラムは、同じ時間に寝て起きることを重ねることで、さらに精度が上がるのだという。規則正しい生活は、こんなにも脳にいいのである。

毎日同じじゃなくたっていい。休日と平日、勤務シフトによるパターン1＋パターン2＋休日、塾のある日＋ない日＋休日など、いくつかのパターンに脳は対応できる。ただし、7日間プログラムの際には、できれば、7日間同じ時間を遵守してみてほしい。やはり1パターンを脳に言い聞かせるほうが、効果が早い。

ルーティンを利用した睡眠儀式

これは、7日間プログラムの必須ではないのだけど、長い目で見て、睡眠の役に立つアドバイスを一つ加えておくね。

眠る前に必ずやることを決めて、毎日同じ順番で繰り返すこと。これをしておくと、興奮して眠れないときにも、眠れるようになる。

ラグビーの五郎丸選手のルーティンを覚えているだろうか。フリーキックの前の、あの祈りのようなポーズ。意識を落ち着かせ、身体をリラックスさせて集中力を高めるために、毎回必ず行う「お定まりの、一連の身体の動き」である。

一流選手には、このルーティンがよく見られる。羽生結弦選手は、リンク脇のコーチの前から、氷上のスタート位置に着くまでに、毎回同じ軌跡をたどり、同じ動きで腕をひるがえしている。

実は、**脳には、「ある決まった動作」をすると、「その動作を繰り返してきた場面と同じ神経信号の状態をつくる」という癖がある。**

五郎丸選手も羽生選手も、練習時の平常心のときにしている一連の動作をすることで、平常心と同じ脳神経状態を誘発させているのだ。何万という観衆の興奮のるつぼにいても、練習時のような穏やかな集中力を取り戻せる。ルーティンのある選手は強い。というか、ルーティンのない一流選手はいないと思う。

このことは、一般人も使える。

眠る前に必ずすることをルーティンとするのである。足湯をして、ハンドマッサージをして右足から布団に入る、とかね。

「そう言えば、自然に毎日やってる」ではダメで、脳がルーティンとしてしっかり認知してすることが大事なのだ。

ルーティンとしての睡眠儀式を持っておくと、何かあって興奮して眠れそうにないときでも、脳がいつもの状態になってくれるので、すっと眠れることがある。

program 2

朝、5時45分に起きる

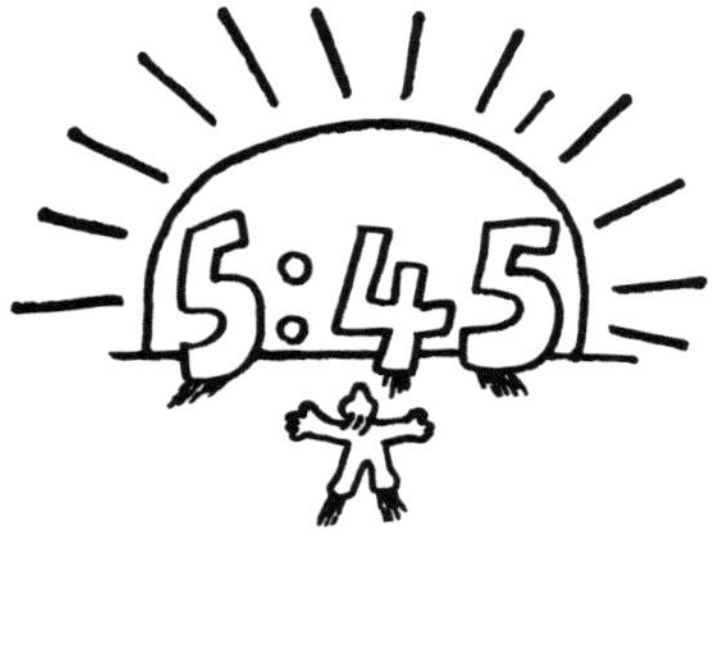

よりよく眠るために毎日早起きをしよう

さて、ここまで、早寝の大事さを言い募ってきたけれど、実は、早寝だけではなく、早起きもしてもらわないといけない。5時台の後半がおすすめだ。

網膜が朝の自然光を感知すると、セロトニンという脳内ホルモンが分泌される。眠りへと誘うメラトニンとは反対に、セロトニンは目覚めをもたらす。**セロトニンがしっかり分泌されると、脳が一気に活性化して、スッキリ爽やかに目が覚める。**

実はメラトニンとセロトニンは、同じ前駆体（最終形に変わる前の物質）からつくられているホルモン。網膜が闇を感じるとメラトニン、光を感じるとセロトニンに変わる。また、夜のメラトニンの分泌加速は、セロトニンが変化するかたちで進むため、その日の朝、しっかりセロトニンが出ていることが、夜の睡眠の質を上げることにもなる。

つまり、早寝・早起きはワンセット。小学生の頃、耳にタコができるほど言い聞かされた「早寝、早起き」は、脳にとって理想の生活習慣というわけだ。正確には、早起き→早寝の対だけれども。

だから、私は、「夕べ、遅かったから、今朝はゆっくり」とは発想しない。**夕べ何時に寝ようと、今夜の睡眠の質のために、今朝はやっぱり定時に起きる。**

さて、では早起きといっても、具体的に何時に起きるのが最も良いのか。

先ほども書いたように、セロトニンは、網膜に早朝の太陽の光を感じるとたっぷり分泌される。そして朝、最初にセロトニンが脳内にあふれてから、平均15時間後にメラトニンの生産が始まると言われている。つまり、朝6時頃に網膜に光が当たると、自然に夜9時にはメラトニンの増産が始まることになる。逆に言えば、朝きちんとセロトニンが出ていないと、眠りへと導く起爆剤メラトニンがうまく出ない。出ないと、スムーズに眠りに入ることができなくなる。

早起きは、飛び切り上質な睡眠のための前提条件なのだ。

ちなみに、私の毎朝の起床時間は5時45分。

5時45分を採択した理由は、アーユル・ヴェーダで、6時前に起きることを推奨していたからで、実際に何組かの家族に、起きる時間を5時台の後半に変えてもらったら、「授業で眠くならない」「午前中の作業の効率が上がった」などなど効果が高かったから。

もちろん、もっと早く起きられる人は、それでもいい。要は、一年中通して無理なく起きられて、朝日をできるだけ無駄にしない時間を決めること。一年を通して同じ時間に起きる理由は、前章でも述べた通り、「規則正しい生活」は、脳の睡眠プログラムの質を上げるからだ。

アーユル・ヴェーダは、5000年を越える口伝の古代哲学ヴェーダの中の生理学で、いわば統計学（たくさんの人が、そうすると健康に過ごせたという事実の集積）。それはそれで、脳科学的にも意味があることがたくさんある。アーユル・ヴェーダの起床推奨時間は午前4時から6時（太陽の南中時刻を午後0時としたときの）。その中で、最も遅い時間が5時台の後半ということになる。私は兵庫県明石（標準時）と東京の日の出の時差を勘案して、15分引いて5時45分にしたが、まぁ、そこまで厳密じゃなくてもいい。せめて6時を目指そう。

ちなみに、アーユル・ヴェーダでは、昼も夜も10時から2時の間をピッタ（火）の時間と呼ぶ。ピッタの時間には、身体は、代謝能力を上げるとされる。夜のピッタは、眠って過ごせば、その代謝力が細胞の生まれ変わりに使われるが、うっかり起きていると活動レベルが上がって、おなかが空くから要注意、なのだそうだ。成長ホルモンの存在も知らない太古の昔から、アーユル・ヴェーダは、夜の10時から2時の新陳代謝を言い当てている。

ピッタが過剰に活性化すると、皮膚の炎症やかゆみを誘発する、とも教えられる。人類が夜眠らずに電子画面を観るようになったのと、アトピー性皮膚炎が増えた時期は、はからずも一致する。何千年もの口伝の生理学は、やはりバカにできない。そのアーユル・ヴェーダが、朝5時台の起床を推薦している。従ってみる価値は、十分にある。


毎朝5時45分に起きて、カーテンを開けて朝日を浴びる（冬なんかはまだまだ暗いけど、自然に朝日を待てばOK）。**そして夜10〜11時には寝床に入り、午前0時を寝**

て過ごす。まずこれをやってみてほしい。早い人なら、翌日から調子が変わる。3日間続ければ「あれ、なんか気持ちいいかも」と、自覚できるはず。授業や仕事に集中力が出て、夕方のイライラが減少する。

もちろん、できない日があっても大丈夫。残業や飲み会があって、眠りにつくのが午前0時を回ってしまうことは、私にもよくある。それでも翌朝はなるべく5時45分に起きる。これがとても大切。

朝日の入らない環境なら、「眩《まぶ》しいほど明るい照明をいきなりつける」のでもOK。目（網膜）に当たる光の強弱の差で「眩しい」と感じることで、太陽と同じとはいかないけれど、ちゃんとセロトニン効果があるからだ。

仕事のシフトの関係で、この本の推奨する時間帯に寝起きできない方は、遮光カーテンなどを使って、「闇」と「光」のメリハリをつくるのがおすすめ。何時に寝て起きても、闇に近い暗さの中で寝て、眩しいほどの光で寝覚めれば、脳は、メラトニン―セロトニンのリズムをつくれる。

穏やかな充足感をもたらす毎朝のセロトニン

セロトニンには、目覚め効果の他に、人生にとって重要な役割がある。

セロトニンは、主に朝、脳に充塡《じゅうてん》されるホルモンだが、一日中脳に穏やかな情感をもたらす。セロトニンがよく分泌されている脳は、しみじみとした充足感を得やすいのだ。このため、幸福を実感しやすく、意欲が萎えない。喜怒哀楽の感情の出方も穏やかになって、ひどくはしゃいだり、落ち込んだりすることが減り、キレにくくなる。意欲を下支えして、落ち込みにくくするので、**「天然の抗うつ剤」**とも呼ばれている。私は、**幸福ホルモン**と呼んでいる。

朝起きると、「今日もいいことがありそう」と嬉しくならない？　あれが、セロトニンの効果なのだ。もしもそう感じないとしたら、セロトニンを出さなければ。**人は、お金を儲けたり、モテるから幸せになるのではない。セロトニンが出ているから、幸福なのである。**

一方、闘争心から生み出される「やる気」は、「火事場のバカ力」的な瞬発力はあるものの、尖《とが》った気持ちと共にあるので、イケイケになったり、逆にキレたり、気持ちが乱高下しがち。しかも、こういうときの脳は成果主義なので、結果がうまくいかなかったときには、激しく落ち込むことに。

さらに、この闘争心的「やる気」は、結果に振り回されるため、成果を手に入れ、他人にちやほやされたり、慰められないと、やっていられない。つまり、充足感が、結果や周囲の反応に左右されるのである。気分が乱高下するので、神経系にはかなりのストレス。そう長くは続けられない。

これに比べて、**セロトニンのもたらす充足感的「やる気」は、結果にも、他者にも依存しない。**成果が何もなくても、誰もちやほやしてくれなくても、自噴してくる充足感に支えられて、プロセスそのものが楽しめる。うまくいってもいかなくてもそれはそれ、とぐっすり眠れて、翌朝「いいことがありそう」と目が覚める。

長いことセロトニンの恩恵を受けていないと、「成果に関係ない？　誰かにほめられなくてもいい？　そんなバカな」と思うかもしれないけど、セロトニン型の人にしてみれば勝ち負けにこだわり、人の評価を気にして戦々恐々となる気持ちがよくわからない。人間に対して客観的評価軸を持たないので、何が勝ちで何が負けかも、実はよくわからない。

成果なんか気にしないのに、幸福そうな人は、結果多くの成果を手にしていく。やる気が失せないし、睡眠の質がいいので、直感が働くからだ。いい男（女）もちゃっかり捕まえて、結果大切にされていたりする。

あなたのまわりにもいる？　たいして美男美女でもないのに、決して一流の肩書でもないのに、飄々《ひょうひょう》と幸福そうに生きて、実力以上にモテる人。

いつもどことなく幸せそうで、感情の乱高下の少ない人は、特別な才能や目立つ何かがなくとも、まわりの人に信頼感を与えるし、一緒にいたいと思わせる。美人やイケメンじゃないのにモテる。

「頑張っているのに、誰もわかってくれない」「あの人は勝ち組で羨ましい」と思いがちな人は、明らかにセロトニン不足。あれこれ悩む前に、とにかく早寝早起きを！

軽く〝定番運動〟をすると
セロトニンが倍増

メラトニンに倍増のコツがあるように、セロトニンにもそれがある。

朝日を感じながら（浴びなくてもいい、窓越しの朝日で十分）、軽く身体を動かすこと。しかも、頭がすっかり目覚める前に、自然に身体が動き出す状態が望ましい。

そんなとき、セロトニンの分泌量は、ときに数倍にもなるという。

頭が半分寝ているうちに、身体が動き出すためには、**「毎朝、起きぬけにすること」を定番で決めておく**ことだ。植物たちに水をやる、新聞を取りに行く、体操をする……などなど。

そう考えると、夏休みのラジオ体操は、最高のエクササイズだ。「脳が半分寝たまま」が望ましいので、起きぬけに顔も洗わずに行って、あくびをしながら、たらたらと身体を動かすのが一番脳にいい。指導者の町内会のおじさん以外、誰もがだるそうで、いい加減。こんなことに意味があるのかな、と思っていたけれど、大いにあったのです。

セロトニンには
脳の学習効果を上げる働きがある

セロトニンが出ている子は成績がいい。セロトニンが出ている人は能力が高い。

前章までに、私たちの脳は、夜眠っている間に進化している、という話をした。昼間の体験を何度も再生して確かめて、そこから、知恵やセンスを切り出し、脳神経回路に定着させる。

しかし、夜眠っている時間と、昼間起きている時間、どちらが長い？　起きている時間でしょ？　だとすると、昼間の出来事のすべてを「何度も再生して、知恵に変える」時間がない。当然、取捨選択するしかないのである。

脳は、起きている間に、その取捨選択をしているのである。心が動いたとき、だ。心が動いたとき、脳には「今夜、ここよろしくね」というマークが立つ。DVDのサーチポイントのようなものだ。眠っているとき、そこまで早送りして、そのマークの前後にある体験を知恵やセンスに変える。

この「心の動き」は、比較的穏やかなそれ。しみじみしたり、へぇと思ったり、ほっとしたり、ふんわりしたり。喜怒哀楽すべての方位に、そんな穏やかな情感を覚えれば、このマークが立ち、夜、それは知恵やセンスに変えられる。悔しさも悲しみも、しみじみとくれば、それは生きる知恵に変わるのだ。

たとえば、田んぼの田という字を習った小学生。「おじいちゃんちの田んぼにそっくり」なんてしみじみしたら、その晩、彼女の脳は、漢字の成り立ちの不思議に出会うのだろう。引き算を習った小学生は、「3－2は1、5－4は1？ 全然違う数同士なのに同じ答えになるんだ、ふ～ん」なんて思ったその晩、数式のおもしろみに触れるのかも。

大事なのは、「しみじみ」「ふ～ん」「へぇ」のような、穏やかな情動だ。突き抜けるような喜びや、ブチ切れるような悔しさではなく。突き抜けるような喜びの後に、しみじみとした嬉しさがやってきたとき、それは本当の知恵になる。

セロトニンは、その、穏やかな情感を誘発するホルモンだ。したがって、**朝、しっかりセロトニンを出せば、夜の「知識工場」の成果が何倍にもなる。**メラトニンは知識工場のスイッチを入れるが、セロトニンは、その知識工場に資材を送り込むのである。

メラトニンとセロトニンが両輪となって、ヒトの脳は進化し続ける。夜の闇と朝日のセットは、やはり、うんと大事だ。

腸内環境は脳内環境

セロトニンは、その95%以上が腸内でつくられ、脳に送り込まれている。

したがって、腸内環境は脳内環境と言っても過言ではない。便秘や下痢を繰り返しているようでは、セロトニン分泌も期待できず、勘も働かない。腸内環境を整えよう。

腸内環境を良くするのは、みなさんよく知っているように、乳酸菌だ。

腸には、腸内フローラと呼ばれる、乳酸菌のコロニーがある。たくさんの種類の乳酸菌が群れて存在しており、これが食べ物を分解して栄養に変え、血液に送り込んでくれる立役者になっている。

乳酸菌は、人生の最初に、母親を筆頭に、触れる大人たちから自然にもらう。腸内の乳酸菌は、皮膚にもいて、これが自然に口から入るからだ。

たとえば、糠《ぬか》漬けは、かき混ぜる人によって味が変わる。かき混ぜる人の乳酸菌が増殖するからだ。母の実家は北九州で、糠漬けが間違いなく日本一美味しい場所。母やおばたちの糠床は、美しい黄金色で、なめたくなるようないい香りがした。実際、糠床の糠でいわしを煮る郷土料理も有名だ。このあたりでは、その昔、女たちは嫁ぐとき、糠床を持って嫁いだそうだ。嫁いだ家の糠床には、にわかには手を入れさせてもらえない。嫁が来て、嫁の手が入ると味が変わる、なんて言われて。これは嫁いじめじゃなく、本当にそう。乳酸菌バランスが変わるからね。まぁ、多くの場合は、乳酸菌の種類が増えたほうが、よりいいんだけど。

そんなわけで、母親の乳酸菌を基軸に、家族たちの乳酸菌を腸に入れて、子どもの腸内フローラはでき上がる。できるだけ多くの乳酸菌を手に入れるには、母親と（その姑である）祖母の料理を食べて育つのがけっこう好ましい。血のつながらない二人の女性は違う乳酸菌セットを持ってるので、バリエーションが増えるからだ。幼いお子さんがいる人、お姑さんに頑張って会いに行きましょう。

最近では、「太りにくい体質をつくる乳酸菌」だの「歯周病菌を退治する乳酸菌」だのが発見されて、それが食品やサプリメントになって普及し始めている。いずれも太りにくい人や、歯周病菌がない人の腸内から発見されている。

このため、欧米では、自らの腸内細菌バランスを分析してもらい、足りない乳酸菌を足してバランス良くする治療も行われていると聞く。お高いセレブ向けのサービスだそう。

そこまでしなくても、数多くの乳酸菌をしっかり手に入れる（腸に入れる）方法がある。

まずは、手作りの料理を食べることだ。工場で、完璧な衛生状態で作られる食品には乳酸菌も混じるすきがない。コンビニ食だけで日々をまかなうのは危ない。独身ひとり暮らしの人は、元気なおばちゃんのいる定食屋を見つけよう。家族を持つ人たちは、ちゃんと手をかけて料理を作ってね。

健康な人が作った料理には、健康な乳酸菌が宿る。血液栄養学の専門家の友人は、

「元気のない料理人の料理は食べたくない」といつも言うけど、そりゃそうだね。

合格ヨーグルトを見つけよう

そして、乳酸菌の宝庫、ヨーグルト!

今や、スーパーのヨーグルトコーナーには、いくつものメーカーの、さまざまな菌種の製品が所狭しと並んでいる。よりどりみどり。これを利用しない手はない。

複数種のヨーグルトを、朝と夜で種類を変えて、順繰りに食べていくといいと言われている。乳酸菌の種類が増え、バランスが良くなるからだ。人気のテレビ番組で「医者のヨーグルトの食べ方」と言って紹介もされていたから、知っている人も多いだろう。

でもね、もう一歩先を行こう。自分の腸にいいヨーグルトを探し出すのである。

一種類のヨーグルトを、毎日たっぷり摂り続ける。1週間ほど様子を見て、腸の様子が良くなれば、合格ヨーグルト。その合格ヨーグルトを2~3種類発見しておき、これを順繰りに食べていく、というやり方だ。

母親と、その母の手料理を食べている子どもは、基本同じような腸内細菌バランスなので、母親の合格ヨーグルトが使える。

ヨーグルトが食べられない人は、キムチや糠漬けのような発酵食品を、心がけて食べよう。

program 3

寝る前の甘いもの、アルコールをやめる

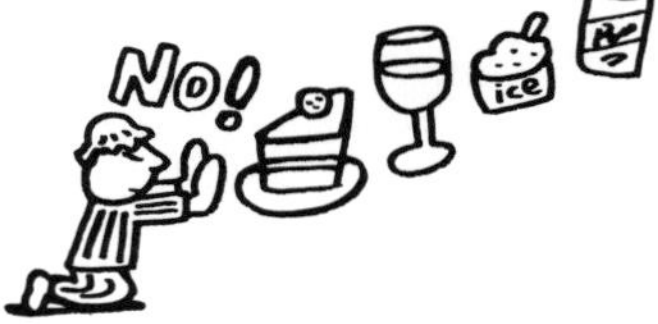

朝、起きられない原因は、夜のスイーツかも!?

早寝早起きが何より大事と言われても、実は早起きが一番難しい！　という人もいると思う。起きるのがつらい、とにかくだるい、目が覚めない、目は覚めても身体が動かない……とかね。

朝からしんどいと寝不足のせいにしたり、女性は低血圧のせいにしたりするよね。この二つが原因のことも当然あるのだが、実は「低血糖」が原因になっている可能性も少なくない。

低血糖とは、血液中のブドウ糖が足りていない状態を指す。具体的にはブドウ糖は脳の活動に不可欠な成分なので、ブドウ糖が少ない状態では脳の活動が低下し、その結果だるくなったり、眠くなったりする。**朝からだるい、その原因の一つが、夜のスイーツだ。**

しんどいことが重なった一日……その晩、湯上がりに「自分へのご褒美」と、アイスクリームにスプーンをさしてない？　ふと寄ったコンビニで、ついスイーツを買ってない？　前にも書いたけど、アーユル・ヴェーダによると、夜10時を過ぎると代謝力が上がり、小腹が空いてしまう。10時過ぎの帰宅路に燦然《さんぜん》と輝くコンビニがあって、魅惑のスイーツが並んでいるのだから、その誘惑を振り切るのはあまりにも過酷(汗)。

甘いものは、即座に血糖値を上げる。脳の活動は、意識活動も無意識活動もすべて電気信号でまかなわれている。その電気のエネルギーとなるのはブドウ糖。ブドウ糖は、血中を血糖というかたちで運ばれ、脳に届けられる。だから、血糖値が上がれば脳は活性化する。逆に、疲れれば、電気信号を活性化するために、脳は「甘いもの食べて」「てっとり早く血糖値を上げて〜」という命令を送ってくる。

というわけで、特に疲れているときやストレスを感じると、脳はエネルギーとなる甘いものや糖質を欲するので、夜になると甘いものやお酒を口にしたくなるというわけだ。しかし、「夜のご褒美のアイスクリーム」は朝の自分をダメにする。「え、なんで⁉　甘いものは脳のエネルギー、甘いものは脳にいいんでしょ？」と思ったあなた、「甘いものは脳にいい」は大きな誤解。

たしかにブドウ糖は、脳の大事なエネルギー、それを提供する糖質は、人類に必須の栄養素だ。炭水化物なしでは人類は生きられない。パンやご飯は、昔から「食べ物の総称」として用いられてきたくらいだ。ただ、空腹時にいきなり糖質のみを口にすると、直後に血糖値が急上昇し、それに触発されたすい臓が血糖値を下げるホルモン、インスリンを過剰分泌するので、なんと低血糖に陥ってしまうのだ。脳は、低血糖が何より怖い。それをつくり出すのが「小腹が空いたときの甘いもの」というわけ。「小腹に甘いものは、脳に悪い」のである。

誘惑に負けて夜10時に甘いものを口にすると、30分から1時間ぐらいで血糖値がぐっと上がる。すると、そのせいで脳が無駄に元気になってうまく眠れなくなる。午前1時頃、やっと眠れたかなと思ったそのあたりから、今度はどんどん血糖値が下がって低血糖になっていく。そして、結局は脳が真夜中の〝ホルモンの戦略〟に失敗してしまうのだ。

そんな脳の朝は最悪。ゾンビみたいになってしまう。だから、「朝が弱いのは低血圧だから」ではなく、本当の原因は、夜のスイーツのせいで起こる低血糖かも。

子どもの湯上がりに与えるアイスも、気をつけて。朝の寝覚めが悪いようなら、夕食後のデザートにしてあげよう。

そう、**スイーツを食べる時間は、せめて、夕飯直後のデザートまで。**他の食べ物と一緒に摂るのであれば、血糖値をいきなり上げないからだ。

ダイエットを意識している方なら、午後4時頃までに食べ終えたほうがいい。網膜に当たる太陽光が弱まると、人の活動も自然に静かになる。やはり、真昼間のほうが、甘いものの罪は少ない。

それと、単独で食べる甘いものは、タンパク質や油でコーティングされているほうが、血糖値の急上昇を避けられる。プリンやシュークリームのような、卵やバターと共にあるスイーツ（しかも血糖値を上げる小麦粉の使用量も少ない）がおすすめ。私自身は、コンビニスイーツに負けるときは、このどちらかをチョイスしたうえで、枝豆も一緒に買う。繊維質を先に食べないと、怖くてスイーツは入れられないからだ。太ることも怖いけど、その後の脳活動が低下して、仕事がはかどらなくなることのほうがもっと怖い。脳活生活の長い私は、おかげで単位時間の作業効率がとてもいいので、それを前提にスケジュールを組んでいるから、うっかり低下させると大変なことになる。

「小腹にスイーツ」「疲れた脳にスイーツ」がどんなことになるか身にしみて知っているから、塾前にコンビニで甘いものやジュースを買う子どもたちを見ていると、悲しくなる。「きっと授業中に、脳活動低下が始まって、だるくなっちゃうだろうな〜、それに耐えて頑張るんだな〜、それでも親の塾への投資効果はかなり低くなるな。しかも、家に帰ったらイラついてて、朝はゾンビだろうな〜」ってね。

自分で自分を泥沼に落としているなんて、ドーナツやジュースを買う子どもたちは気づいていまい。大人の残業前も一緒。

塾前や残業前にコンビニに寄るのなら、ゆで卵が断然いい。卵は、脳のための栄養素が満載だからね。卵豆腐や卵スープ、手軽に食べられる卵ものをチェックしよう。

また、甘いものよりは、おにぎりのほうがいい。そのおにぎりも、昆布よりも、鮭やたらこなどタンパク質と一緒のものを。できれば、ご飯に混ぜ物があったほうがいい。青菜、ゴマ、昆布とかね。さらに言えば、チャーハンやチキンライスのほうが血糖値を上げないって、知ってた？　理由は卵と油で炭水化物をコーティングしてあるから。**脳とダイエットのためには、カロリーじゃなくGI値（血糖値を急に上げる度合い）を見ることが大事だ。**

具体的に言うと「低GIかつ繊維質の食品から口にする」。ＧＩとは、グリセミック・インデックス（Glycemic Index）の略称。ＧＩ値とは、食品に含まれる糖質の吸収度合いを表す数値で、低ければ血糖値は穏やかに上昇し、高ければ急激に上昇する。

低ＧＩや繊維質の食品は、野菜や海草、こんにゃく、大豆製品などが挙げられる。おやつにしろ、食事にしろ、ひと口目に低ＧＩ食品を食べることをおすすめしたい。

ちなみに、**アルコールは、スイーツ並みに血糖値を上げる。**

これも、空腹時や寝る前に飲むのはおすすめできない。

アルコールは、夕飯時、タンパク質と共に適量を。たまには、羽目を外してもいいけれど（そうでもしないと恋にも落ちにくいものね）、「毎晩、風呂上がりにビール」というような習慣はやめたほうがいい。やめたら、きっとウエストが細くなるはず。特に7日間プログラム中は厳禁としてほしい。

寝る前に小腹が空いたら、美人をつくる卵スープ

「夜のてっぺん（午前0時）は寝て過ごす」でも書いたのだが、午後10時から午前2時は、脳のためのプラチナタイム。その時間帯は、視床下部とその下にある脳下垂体がホルモンの中枢司令塔となって、視神経に光が当たらなくなると、メラトニンや成長ホルモンを分泌し、また暗闇がトリガーとなって朝の5時頃に男性ホルモンであるテストステロンが分泌されるように、計画的な戦略のもと、ホルモン分泌の司令を出している（男子は、朝にこのテストステロンとセロトニンが一緒に分泌されることで、やる気や万能感、根拠のない自信などが生まれる）。

ところが、糖質のせいで血糖値が乱高下することにより、眠りが浅かったり、途切れ途切れであったり、短時間だったりすると、この夜中のホルモン戦略は、計画通りに実行することができなくなってしまう。

寝る前のスイーツのせいで、上質な眠りに導くメラトニンがうまく出ず、結果的に

爽やかな目覚めをもたらすセロトニンも十分に出ない。だから、スッキリと目が覚めず、朝から身体が重くて、起きるのがつらくなってしまうのだ。

では、小腹が空いてしまってうまく寝つけないときはどうするか？　これはもう、「卵スープ」がイチオシ！　卵は完全栄養食で、脳にも身体にも悪いことをしないから、毎晩飲んでもいい。

私がいつも作っている卵スープの作り方は、とっても簡単。天然のかつお節などの出汁《だし》パックで取った熱々の出汁を、溶き卵を入れたカップにざっと注ぐだけ。出汁は本物のかつお節をぜひ使ってほしい。かつお節には、脳に必要な動物性のアミノ酸やミネラルがたっぷり入っているからね。

味付けは塩で。メラトニンやセロトニン、好奇心をつくり出すドーパミン、集中力をつくり出すノルアドレナリンなど、ホルモンの材料になるビタミンB_6は、ナトリウム（塩の成分ですね）依存で血中を運ばれる。だから脳のために塩は絶対に必要。たまに、「塩分イコール身体に悪」と思い込んで、極端に減らしてしまう人がいるけれど、ナトリウムが極端に少ないとビタミンB_6は脳に運ばれない。**塩分がないとやる気**

が落ちて、勘も働かなくなるので、塩も「美味しい」と思う程度にちゃんと摂ってください。

ただし、必ずマグネシウムやカリウムなどミネラル成分の入った天然塩にしてね。ミネラルと共に塩を摂取すれば、味覚が正常に働き、身体に悪影響の出るような血液バランスになることはほとんどないが、精製塩のような不自然な塩ではバランスを失うことがあると聞く。「自然」「天然」に身をゆだねる、というのは、やはり大事なことのようだ。

以前、華僑の美しいお嬢さんと話をしていたら、彼女は寝入りばなにおなかが空くと、おばあさまがいつも卵スープを作ってくれたのだそう。**「夜中の卵スープは美人をつくる」**と言いながら。

夜の卵スープは脳にいいだけでなく、美容にもいいのだ。今日から夜のご褒美は、スイーツから卵スープにかえてくださいね。

卵が体質的に合わなかったり、卵スープを作るのがめんどくさかったら、ホットミルクもいい。カップに半分くらいのそれを、ゆっくり飲んで。

朝の卵は金

program

4

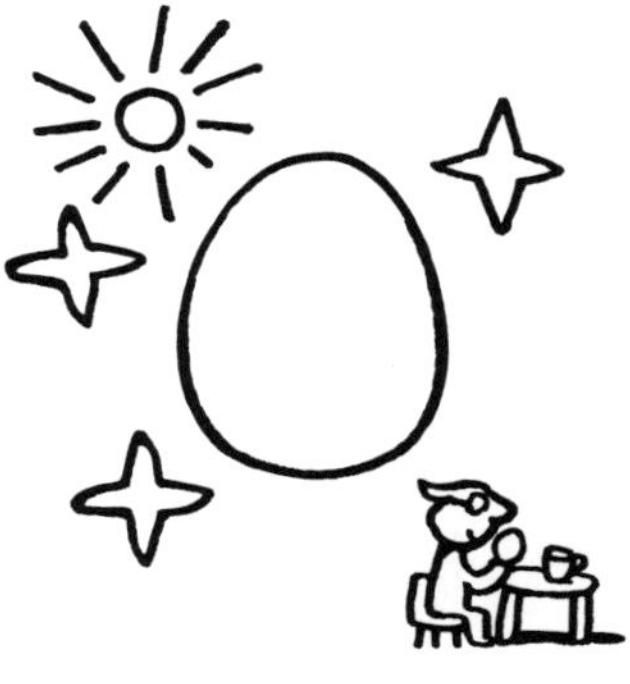

卵は優れた完全栄養食品。脳を活性化して美容にも効果あり

卵の話が出たところで、今度は朝食の話。

朝食は、卵で始めよう。

卵は、脳が必要とする栄養素を、ビタミンC以外、すべて含んでいる完全栄養食品。タンパク質や脂質をはじめ、カルシウムやリン、鉄、亜鉛などのミネラル、ビタミン、葉酸も入っている。タンパク質に関して言えば、必要不可欠な必須アミノ酸9種類がバランスよく含まれている。

黄身の主成分はレシチンとコレステロールで、これは脳の材料だ。白身には、豊富なアルブミン（アミノ酸の一種）が含まれている。アルブミンは、生命力の源とも言われるアミノ酸。卵は、命を育むすべてを持っている。

考えてみれば当たり前か。ひよこのために、それらの栄養素を取り揃えているのだものね。ちなみに、なぜビタミンCが入っていないかというと、鳥類は、ビタミンC

を体内でつくれるからだそうだ。何日も飛び続けて海を越える鳥たちは、筋肉の疲労物質を取り除き、免疫力を上げるビタミンCを体内でつくれないと生き残れないのだろう。

特に、卵を食べるのを躊躇《ちゅうちょ》する人が敵視する**コレステロールは、脳が大量に必要とする栄養素**だ。コレステロールには、神経線維を守って、電気信号の減衰を防ぐ役割がある。逆に言えば、コレステロールが足りない人は、神経信号が減衰してしまうので、脳がスッキリ働かない。行動が緩慢で、同じ話を繰り返したり、話の骨子がつかめない、という事態が起こる。ちなみに、認知症の方には、高い確率で低コレステロール症が見受けられるという。

2014年、アメリカ政府が、食品のコレステロールについて摂取制限はいっさい不要との見解を出した。コレステロールは長らく悪者扱いされてきたし、「卵は一日1個まで」という常識が行きわたっている日本では、なかなかこの見解は浸透しないが、脳のために惜しい気がする。

「卵は一日1個まで」。そう思い込んでいる人は多いと思うが、これは意外にも都市

伝説。「卵を一日2個以上食べるといけない」根拠は見つからないし、先進国でそれを言っている国も他にないのだそうだ。

我が家は、当然、コレステロールを恐れてはいない。「コレステロール0」や「カロリーオフ」のマヨネーズ、スーパーの食品棚にたくさん並んでるけど、我が家は決して手を出さない。だって、コレステロールを抜いたマヨネーズは粘性が足りなくなるから、増粘剤が添加されている。増粘剤は糖質だもの。脳に不可欠なコレステロールを捨てて、脳に悪い糖質を足すなんて、意味がわからない。コレステロールを無意味に嫌う現代人……ぐずぐず脳の意外な原因に、低コレステロールがあるかも。

このコレステロールに、身体の代謝力を上げる豊富なアミノ酸と、セロトニンなどの脳内ホルモンの材料であるビタミンB群・葉酸、脳の材料となるレシチンなどなどが含まれており、卵は本当に、脳栄養の優良児。朝は、とにかく卵を食べておけば間違いがない。

もちろん、鮭に納豆、ハムに小松菜のおひたしにお味噌汁……と、卵以外に、タンパク質やビタミンを豊富に摂れる人は、卵なしでもしのげるが、それでも卵を避けることはない。体質的に食べられない人を除き、7日間プログラム中は、ぜひ、朝食に

2個食べてみて。

糖質で一日を始めると、甘いものに追いかけられる一日になる

最悪なのは、糖質だけで朝を始めること。

朝をパンだけですました日って、11時頃におなかが空いて、ちょっと甘いものを食べたくなるでしょう？　あれは、朝ごはんのチョイスに失敗したから。あるいは、いつも夕方になると、だるくなったり、眠くなったり、集中力が切れる……という人は、朝を糖質だけで始めていない？

実は、トースト（太るのを気にしてバターなし）とブラックコーヒーなんて食べ方、最悪なのである。バターをぬったほうがずっとまし。もちろん、卵をのせたら合格だ。

血糖は、脳内を走る電気信号のメインエネルギー。脳はすべての意識を電気信号で担っているので、糖分は欠かすことのできない重要な栄養素。だから、甘いものを食べると脳は気持ちよくなり、その瞬間は元気になる。疲れると、甘いものが食べたく

なるのも、脳がてっとり早く元気になる手段だからだ。でもね、だからと言って、脳が欲しがるままに糖質を摂るのは危ない。

空腹時に、糖質だけを摂ると、血糖値が一気に上がる。血糖値が急上昇すると、すい臓が血糖値を下げるホルモン、インスリンを過剰分泌するので、今度は低血糖になる。この血糖値の乱高下が、気持ちの浮き沈みや、だるさをつくり出す。

低血糖になった瞬間は、甘いものが食べたくてしょうがなくなるので、朝食を糖質だけにしちゃうと、甘いものをチェーン食いする一日になってしまうのだ。朝食抜きで会社に来て、9時前に、カステラと甘いコーヒーを飲む。すると、直後は元気になるが、11時頃にだるくなって、甘いものを食べたくてしかたなくなる。ここで、チョコなんか食べちゃうと、12時にはまたまた低血糖に陥っているので、脳はてっとり早く糖を補給できる炭水化物を要求、うどんにおにぎり、パン、ラーメンなんていう食事になりがち。こういう炭水化物ランチは、午後の後半を台無しにする。3時半すぎには低血糖でイラつき、だるくなり、果ては逆ギレして、憂うつに。こんな自分、好きになれないでしょう?

しかも、血糖値の乱高下生活は太る。血糖値が急降下するときに、中性脂肪がつくられるからだ。甘いもののチェーン食いは、上がって下がってを繰り返すから、中性脂肪を量産する。ダイエットは、カロリーじゃなく、血糖値でコントロールしなきゃ。

さらに、糖質の代謝にはホルモンの材料であるビタミンB群が使われる。朝から菓子パンとコーヒーという、糖質主体の食事をしていると、血糖値の乱高下とビタミンB不足で、幸せ脳とは程遠い状態になってしまう。

というわけで、朝食。何度でも言うが、トーストだけ（太るのを気にしてバターなし）、なんて最悪。油やタンパク質でコーティングされていない白い炭水化物は、一気に血糖値を上げる。トーストの上に、スクランブルエッグをのせよう。

朝から卵をしっかり食べれば、昼まで持つから、いきなりラーメンや丼ものをかき込むことなく、余裕を持ってランチを食べられる。そうすると、だるくもならず、イラッともせず、一日中ポジティブシンキングがしやすくなるというわけなのだ。

ダイエットにも要注意。体重が増えると、男子も女子もダイエットに走りがちだけど、極端に野菜を中心とした食事にしたり、やみくもにカロリーを減らしたりすると、タンパク質が不足してしまう。タンパク質は新陳代謝のために必要な材料なので、不足すると代謝が悪くなり、ますます太るという悪循環に陥ってしまう。

体重を落としたい人も、卵をはじめとするタンパク質をしっかり摂ることをお忘れなく。

中年太りの意外な原因、タンパク質不足！

私は52歳から毎日卵を3個以上食べ続けている。当初の目的は脳の老化防止だったのだけれど、4年経った今、中程度の脂肪肝が完治し、体重が10キロ以上減り、薄毛が解消して、なんと身長が1センチも伸びたのだ！「きれいになった」という声もあちらこちらから聞こえてくる（微笑）。

食生活を改善する前の私は、それほど食べているわけではないのに、体重が右肩上がりに増え続けていた。息子に「逆光だと、頭の形がわかる」と指摘されるほど髪が薄くなっていた。今思えば、疲れやすかった。講演やコンサルティングは、一日一件と決めていた。二つ目の集中力が低下するのがわかるからだ。

年のせいよね、とあきらめていたけれど、帯状疱疹《たいじょうほうしん》になったのを機に血液を調べてみると、極度の低タンパクであることが判明。新陳代謝の立役者である血中の鉄分を包み込んだタンパク質（フェリチンという物質）の値が極端に低く、骨強度は70代並み。「このままだと60代で杖《つえ》が必要になるだろう」とさえ言われていた。

それが、**卵を毎日3個以上食べるようになってから、現在、血液の値は標準値までに回復、骨強度は30代である。講演を二つこなした後、ボールルームダンスのレッスンに行くほど元気になった。**

新陳代謝（骨、皮膚、筋肉などの細胞の若返り）には、それらの材料が、当然欠かせない。骨だって、カルシウムでできているわけじゃない。アミノ酸が原材料。カルシウムやビタミンK、ビタミンDの働きによって、アミノ酸がしっかりした骨に変換されるのであって、カルシウムも大事だが、何より主材料のアミノ酸を忘れてはいけない。

動物性タンパク質をちゃんと食べない一方で、お高い美容液を塗り込んでも意味がない。材料がなければ、潤いもハリもあったもんじゃない。**コンクリートを入れないと壁はつくれない。小麦粉を入れないと、クッキーは焼けない。アミノ酸を入れない**

と、肌も髪もつくれない。そうでしょう？

肌や骨や髪の材料であるアミノ酸を豊富に摂取することは、アンチエイジングの何よりの基本である。男も女も、覚えておこう。

卵3個と野菜の朝食で、一日中安定した精神状態

私の朝は、一年中トマトと卵のスムージーで始まる。ヘタを取ったトマト1個にオリーブオイル大さじ1、塩、生卵1個をミキサーに入れてガーッと混ぜるだけ。優しいオレンジ色のスムージーで、とても気に入っている。さらに、オムレツか目玉焼きか温泉卵か卵ご飯で、卵を追加。調子がよければ2個使う。雑穀米に生卵2個落とすから、卵かけご飯じゃなく、卵漬けご飯。ジャコも入れてね。

私の場合、毎日のように汗びっしょりの運動をするので、加えてプロテインとビタミン類をサプリメントで補充するが、そこまでじゃないという方は、野菜や果物で、もう少しビタミンを加えて。

何度も言うけど、卵は、上質のタンパク質に加えて、脳が大量に使うコレステロール、ビタミンB群、E、レシチン、葉酸などの栄養素が豊富。これにビタミンCを加えれば、完全脳食なので、ほんっと安心なのだ。

7日間プログラム中は、できれば質のいい卵を

毎日たくさん食べる卵の質に関して言えば、日本の卵は安い卵でも清潔で、ホルモン剤も使っていないので安心だそう（卵の流通組織の担当者から直接聞いた話）。ただし、手をかけた高い卵は、栄養分の濃さが違い、種類も豊富だったりもする。卵には、ある程度、コストをかけてもいいのじゃないかしら。

1個50円かけたとしても、上質の卵はアミノ酸が10gも摂れる。豚肉100gで15gしか摂れないのだから、コストパフォーマンスは素晴らしくいいことになる。

ちなみに、アミノ酸はアンチエイジングのためには、体重1kgあたり、一日1g摂ってほしい。だから体重55kgの人なら、55gのアミノ酸が必要。肉で摂ろうとすると

200g食べてもアミノ酸は約30g。

しかし、しっかり大切に育てられた卵なら、一日3個食べれば、必要量の半分は摂れるわけじゃない？　これにかつお節をかけたお豆腐、適量の肉や魚などを食べれば、必要量を摂ることができる。

結局アミノ酸の量がそれだけ濃いということは、ビタミンEもレシチンも濃いということなので、しっかりとした出自の卵にお金をかけるのは悪くない。というわけで、可能であれば、1パック400円〜くらいの卵をすすめたい。もちろん安い卵だからダメということはないので、ご心配なく。

足裏を磨く

program

5

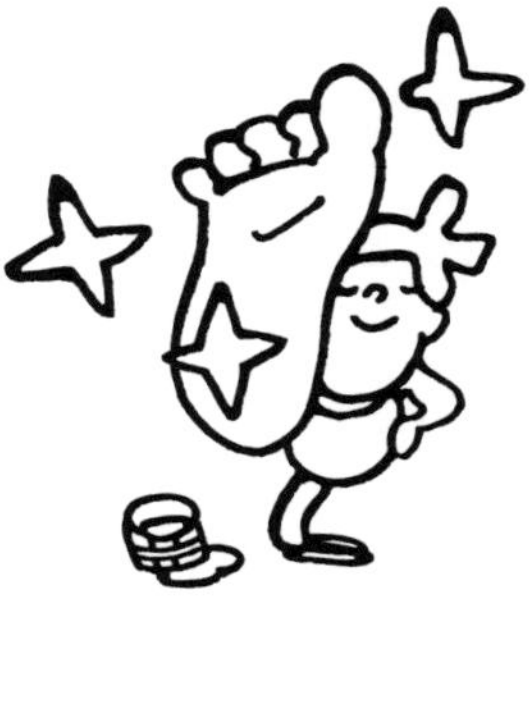

足裏をゴシゴシ磨いて直感力にも磨きをかける

足裏磨きは、私が夜の入浴時に毎日実行していることの一つ。私自身は足裏磨き専用のアイテムを使っているが、タワシだってボディブラシだってかまわない。足裏全体、指の間までゴシゴシと磨き上げてみて。最初はくすぐったいけれど、すぐに慣れるので心配無用。

ではなぜ脳のために足裏を磨くのかということなのだが。

足裏を磨くと血中酸素濃度が上がり、毛細血管が活性化することがわかっている。

皮膚表面の毛細血管は、本来ならまんべんなく真皮に接しているものなのだが、加齢によって、間引かれたようになってくる。真皮に届かない毛細血管が増えてくるのだ。毛細血管が届かない場所は、酸素が足りないので、くすんでむらになる。年を取ってきて、皮膚に透明感がなく、黄黒くくすんでくるのは、毛細血管が欠けてくるから。

また、若くても、末端冷え症の人は、毛細血管が細く、やはり皮膚の表面まで血液が届かない。若い女の子でも、冬の生脚が赤紫にまだらになっている子がいるけれど、これも毛細血管が活性化していない状態。

足裏磨きの最大の効用は、この毛細血管が活性化して、欠けているところも埋まってくること。つまり、毛細血管が再生して蘇る、まさに究極のアンチエイジングなのである。まんべんなく血管が行きわたっている皮膚は冷えない。色むらのない、透明感のある白さを呈するようになる。

当然、冷え症は劇的に改善してくる。足裏だけでなく、脚全体の皮膚も色むらがなくなって、生脚でミニスカートがはけるようになるよ、ほんとです。私は太さの関係でミニスカートははけないが、56歳の今も、生脚にハイヒールで講演のステージにも立っている。

なお、血管は全身組織なので、足だけの血中酸素濃度が上がるわけじゃない。当然、全身の血中酸素濃度が上がり、血管若返り効果は、各所で期待できる。脳は、毛細血管の塊なので、**「足裏磨きは脳磨き」**と言って差し支えないと思う。


さらに足裏磨きは、直感力をも研ぎ澄ましてくれる。

人類は二足歩行によって、脳の進化を遂げてきた。歩くという行為がもたらす信号は脳への最大の刺激の一つ。歩くときに信号を受け取って、活性化するのは、脳の中でも特に小脳の部分。小脳は、脳の中で2番目に大きな容積を占めていて、空間認知能力と空間制御を司る大切な器官。歩く・しゃべる・飲み下すなど、生活に必要な筋肉の複雑な制御を担当している。スポーツをするにも小脳の助けが必要不可欠だ。

小脳は、「直感」にも深い関わりがある。ある意味偶然とか、思い込みの力のように思われているようだけれど、「直感」はれっきとした脳の機能。脳の潜在域の働きをベースに発揮されるものなのだ。

小脳は、右脳のイメージ領域をアシストして空間を認知し、併行して、とっさの無意識の行動を牛耳っている。たとえば、狭い廊下で人とすれ違うとき、ぶつからず、歩く速度も落とさずにすれ違うことができるのは、小脳のおかげなのだ。このように認知と行動を無意識にリンクする小脳は、「とっさの勘」や「すばやい行動」にも寄与している。

意見を求められて、とっさに気の利いたことが言える、判断力が早い、気づいたら、行動を始めていた、なんていう人は、小脳がしっかり機能しているのである。

ぐずぐず脳を脱するためには、足裏を大いに磨いて、毛細血管を増やして鋭敏にし、足裏の情報を小脳にしっかり届けること。足裏磨きは、余分な角質を取り除いてくれるから、足裏がさらに感じやすくなる。もちろん、見た目もキレイになる。

余分な角質を徹底的に磨き落とせば、角質層に棲む菌もいなくなるので、水虫や足の臭いからも解放されるというおまけ付き。足裏がスベスベになるだけでなく、脳を活性化して、劣化防止にも役立つ足裏磨きは、歯磨きのように、毎日の習慣にしたい。

program

6

ひとり活動をしてみよう

（一日1時間、孤高の時間を持つ）

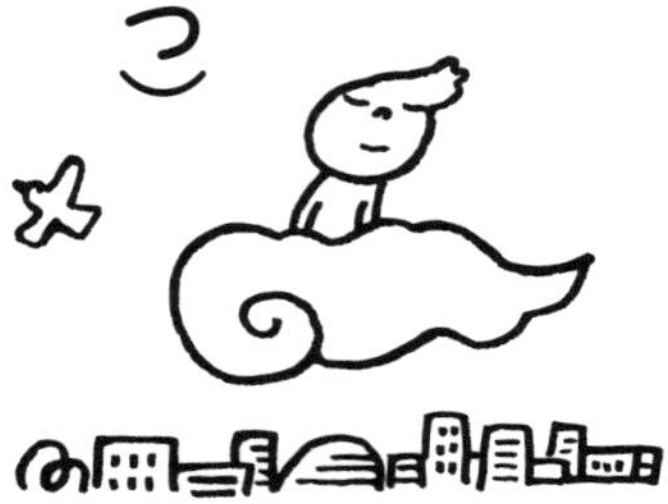

右脳と左脳の連携を断ち、脳をリフレッシュ

7日間プログラム中に、できれば意識して毎日やってほしいのが、一日1時間の孤高の時間を持つこと。

ひとりきりの時間を持つことで、脳には何が起きるのかをまず解説したい。**孤高の時間を持つ目的は、右脳と左脳の連携を断つことにある。**

右脳は感じる領域、つまり潜在意識の領域を主に担当し、外界のさまざまな情報を、脳の持ち主も知らないうちに収集し、イメージを創生して世界観を構築する場所。左脳は顕在意識と直結して、言葉や記号、数字を司り、現実的な問題解決を行う場所。

右脳と左脳をつなぐのが、脳梁《のうりょう》と呼ばれる神経細胞の束だ。脳梁は右脳がつくり出すイメージを記号化して、顕在意識に上げる。簡単に言うと「感じたことを顕在意識に知らせる通路」なのだ。右脳と左脳が脳梁を通して連携し、私たちは日々、行動している。人とコミュニケーションをとるときは、右左の脳が密度濃くかつ頻繁に連

携し、目の前の出来事を感じ取り、どんどん言語の領域につなげている。こういうコミュニケーション中は、この連携に電気信号を集中させてしまうので、脳全体を深く使うということが意外にできない。

人とおしゃべりすることは、脳にいいと言われる。たしかに脳は活性化して、いつになく多くの信号を使うのだが、いかんせん、使う場所が狭いのだ。

センスのいい脳になるためには、ものごとを俯瞰《ふかん》する力や、直感力が不可欠になる。それらを鍛えるには、右脳と左脳の連携を遮断して、脳全体に行きわたる信号を発することがとても大事なのである。

右脳が、潜在意識の中で豊かな世界観を創生するには、感じたことを言葉や記号にせず、ぼ〜っとする時間が必要だ。つまり、右脳と左脳をあまり連携させずに、前頭葉から後頭葉まで深く信号を使うという状態をつくるためには、他者とのコミュニケーションからきっぱりと離れなければならないのだ。

そんなにおしゃべりなんかしていないから大丈夫、というあなた、携帯をずっといじってないかしら？　ＳＮＳもおしゃべりしているのと一緒なのである。他人の思惑を気にしている時間だもの。他人のランチにいいねボタンなんて押しているその瞬間、あなたの脳は、狭い場所にロックされる。起きたらすぐSNS、眠る寸前までSNS……それじゃ、到底、脳をドライブ・モードになんかできない。

孤高の時間というのは、SNSやメールなど「世間の思惑」からすっかり離れて、ひとりきりで何かに没頭する時間なのだ。瞑想《めいそう》や座禅、写経などで、しっかりと孤高になるのは当然理想だが、別にそこまで難しいことをしなくても大丈夫。五感をフル回転させて、段取りだけに没頭できる料理は、なかなかいい孤高の時間になる。

以前、TV番組で、日ごろ料理をする70代以降の男女と、50代の大企業管理職の脳を比較したら、前者の脳のほうが若々しいことが判明していて、私でもびっくりしたことがあった。「人の思惑を探って生きている」管理職の脳は厳しい。無邪気に家事に没頭できるほうが脳は元気だ。なので、洗濯や掃除も、料理に準じる。ガーデニングや手芸、絵画、楽器演奏などの趣味に没頭してもいい。

ポイントは、日常の人間関係の軋轢《あつれき》から離れて没頭できること。好きでたまらないことが大切だ。

映画や読書もいいのだけれど、スパイ物やファンタジーのような、日常から離れたジャンルをおすすめする。ビジネス書や、自分と等身大の主人公のよくある悩みを扱ったものは、身につまされて、日常に引き戻される。第3章に述べるが、泣くことは脳にいいので、そのためには使えるが、孤高の時間に入れることはできない。

音楽も同じだ。日本語の歌詞で、等身大の悩みを歌っているものは、つい、自分の現実に投影してしまって、脳が俯瞰力を失う。歌詞があってもクールに響くロックや、ジャズやクラシックの器楽曲がおすすめだ。特にクラシックの器楽曲は、昔から脳にいいと言われている。アインシュタイン博士をはじめ、多くの科学者がクラシック音楽を友としているし、「バッハを聞くと論文が書ける」という博士を、私は3人知っている。

さて、この孤高の時間。実は男子は放っておいてもやっている。土曜日の午前中の使いものにならない男子は、ほぼこの状態にいる。また夜遅く、テレビをつけたままぼ〜っとしているから、観ていないのかと思って消すと怒り出す。これは男子にとっては一種の瞑想の時間。右脳と左脳を遮断して、左脳内右脳内を隅々まで使って脳の整理をしている最中なのだ。それを毎日やっている男子もいれば、週に1回まとめてやっている男子もいる。何もせずぼ〜っとしているように見えても、脳のためには絶対に必要な貴重な時間だと覚えておいて。

女子は常に現実空間を回すために脳を使い、人の思惑にとらわれる傾向があるから、自然にそういう状態になるのは意外と難しい。起きている間は、「あの人、なんであんなこと言ったのかしら？」「メールが返ってこないって、どゆわけ？」「あれ、買っておかなきゃ」なんて考えがちだからね。意識して一日1時間の孤高の時間をもつように心がけてほしい。何度も言うけど、すきま時間をSNSで塗りつぶしてしまうなんて、もったいない。カフェの片隅で、ぼんやりと行き交う人を眺めている……なんて、パリジェンヌ並みのいい女の風情。でもこれが、ほんとに、脳に俯瞰力や直感力を与えて、実際にいい女にするエクササイズなのである。

男子がぼ～っとする時間を、周囲の女子たちは許してあげてほしい。これを許してもらえない男子は、隠れ家を持ってもいいくらい。黙って座っていられる好みのバーを見つけるのもいいかもしれない。

孤高の時間は、恣意的な考えごとから脳を解放し、直感力を磨くとても大切なエクササイズなのである。

program 7

ブレーキ言葉を使わない

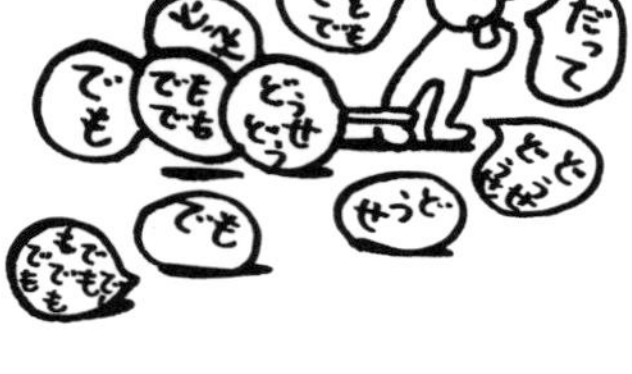

手っ取り早く変えるには、でも・だって・どうせを封印

ここからは、脳のネガティブ回路を断つ言葉習慣について書いていこうと思う。


あなたは、イラっとしたり、落ち込んだりしやすいたちだろうか。

自分は一生懸命やっているのに、周囲の評価や理解が足りない気がする？

何か事が起こると、心配ごとが先に立ち、「でも」「だって」「そうは言っても」なんていうセリフを言いがちだろうか。

だとしたら、脳神経回路が、ネガティブなほうに偏っているかも。


第1章に述べたように、脳は、潜在意識の回路で世の中を見て、必要と察した情報だけを顕在意識に上げてくる。

ネガティブな回路が活性傾向にあると、脳が、世の中の森羅万象から、イケてない

ことだけを見つけてくる。

ぐずぐず脳とは、「脳がイケてない事象ばかりを見つけてくるので、先へ進もうという意思はあるものの、気持ちよく先へ進めない脳」のこと。

この脳の持ち主は、知的で心配性の母親に、丁寧に育てられたケースが多い。「そんなことしたら、こうなるよ。そうならないように、こうしなさい」というふうに、まだ起こってもいない未来の失敗を言い募って、先へ先へ失敗を回避されて育つと、そつがない優等生になる半面、ネガティブ回路が発達してしまう。

ぐずぐず脳の持ち主は、自分に自信がない。自信はないけれど、プライドは高いから失敗が怖い。そして失敗を恐れていると、脳にはブレーキがかかってしまう。そしてブレーキがかかるから、脳はますますぐずぐずになるという悪循環。**このブレーキを解除して脳を活性化する手っ取り早い方法は「でも」「だって」「どうせ」を禁句にすることだ。**

私は20代のある日、このことに気づいて、「でも」「だって」「どうせ」の3ワードを絶対に言わないと決めた。

あるとき、どう頑張っても全部終了させるには木曜日までかかるプログラムテストを、火曜日までに終了させることを命じられた。無理は承知で「そこをなんとか」と食い下がる上司に「でも、だって……」を使わずに、どう切り抜けるか。考えて口にしたのが「全部完璧にするには木曜日までかかります。ただし、火曜日までに何らかの結果を出さなければならないのでしたら、完璧ではないですが中間報告を出しましょうか？」だった。

以来、納期の無理を言われたときは、必ず一度このように提案をする。

「でも・だって」を使わないと、結果的に相手の要望を飲んだわけではないのに、とても前向きな提案をしているように見えるし、実際に、頼まれたことを可能にするためには、どんな条件が必要かを考え、口にできるようになる。

これが習慣になると、「でも・だって」が口だけでなく、頭の中にも出てこなくなる。もちろん最初からできるわけではないし、簡単ではないのだが、毎日意識して使わないようにするだけで、思考回路がポジティブになることに、きっと驚くはずだ。

そして、「どうせ」は自分を卑下する言葉。自分を卑下している限り、ネガティブ回路は断てないと覚えておいて。

「どうせ」を使わないようにするには、常に自分を世の中の標準（スタンダード）だと考えてほしいのだ。人を羨ましいと感じているとき、世の中の標準より自分はかなり下にいると感じているのだ。完璧主義の人ほどそうなのだが、「もっとやせていたい」「もっと若くいたい」「もっとキレイでいたい」「もっと頭が良くなりたい」「もっと英語をペラペラ話したい」という「もっと〜したい」のレベルに標準を合わせている。だから、そのずっと下にいる自分は「どうせ私（僕）なんて」になってしまう。

そう考えてみると「どうせ私（僕）なんて」というのは、実に傲慢な言葉だ。つまり、本来の（あるべき）自分はもっと上だと思っているからこそ出てしまう言葉だもの。この思考は今日からやめよう。「もっとやせている自分」や「もっと仕事ができる自分」は標準なんかではない。あなたを買ってくれている人は「今の等身大のあなた」を買ってくれているのだから。その買ってくれる気持ちに100％応えよう。そういう7日間にしてほしい。

〝できないこと〟は人と人との接着剤。だめなところに、愛しさが宿る

脳を研究していて、気づいたことがある。**人は、長所で振り向き、ギャップに惚《ほ》れて、弱点を愛し続ける。**

長所なんて、案外使う場所が少ないのである。

なぜだと思う？　脳は、相互作用で、対象を認知する。自分が働きかけたことで変化するものに意識がいき、愛着が湧く。押しても引いても何の反応もないものに、そう長い時間、好奇心を湧かせてはいられない。

だって、そうでしょう？　自分がいなければ生きていけないペットの、なんてかわいいことか。

逆に言えば、ウルトラマンの妻になったところを想像してみたらいい。揺るがぬ使命感で、何万光年も離れた星の子どもたちを、命がけで救いに行くヒーローだ。だらしないところがあるとも思えないし、自己憐憫《れんびん》（自分がかわいそうと思うセンス）も

全くなさそうだから、妻に「こんなに頑張ったのに、今日はダメだったんだ〜」なんて愚痴を言うわけもない。

スカッとしていて、うんと強くて、忘れ物もしないし、ちゃんと成果も出す。愚痴も言わなきゃ、自慢もしない。そりゃ、素晴らしい英雄だけれど、そんな男子、どうやって愛し続けたらいいの？

一つや二つくらい、私がいないと生きていけないことがなくては、愛しさが湧いてこない。

男たちは、こんなことを言う。若くて美人の女性と食事なんかすると、帰り道に、妻がいっそう愛おしくなる。美しく装った彼女の残像に、ノーメイクでスパッツなんか履いて床に転がっている妻の姿を並べてみると、なんだか胸がきゅんとして愛しくなってしまう。

女友達にも妻にも失礼なセリフだが、それがヒトの脳の真理なのだろう。私だって、アフリカの大草原を悠々と行く、世にも美しいチータより、我が家のブス猫のほうがうんとカワイイもんね。街で美しい猫に見惚れたら、我が家の猫に悪い気がして、そそくさと家に帰る。猫カフェなんて、彼女を裏切るようで、絶対に行けない。街の猫たちが、彼女より美しければ美しいほど、彼女への愛着が強くなる。あなたも、その感じ、わかるでしょう？

だから、弱点があるというのは、人を惹《ひ》きつける接着剤。それは、脳科学上の真実だ。とにかく7日間は、自分のできないことをチャームポイントだと思って愛してしまおう。何年習っても上達しない英会話も、家事の手際の悪さも、計画を立てられないことも、すべて愛すべき接着剤だ。もちろん、できないことだけでなく、外見や年齢も含まれる。「どうせおばさんだから」とか「どうせもう年だし」とかね。**「どうせ」は自分を引き算する言葉だから、口に出さないだけでなく、思わないように。**

これは精神論ではなくて、エクササイズ。7日間毎日、「でも」「だって」「どうせ」を使わない練習を続けることで、だんだんと思考がポジティブになり、前向きな言葉が自然に出るようになるはずだ。

program

8

人をとやかく言わない

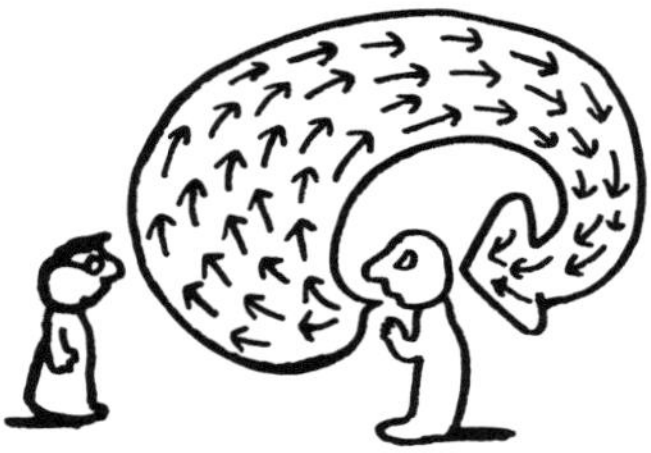

人に対する自分の言動が、人生にブレーキをかける

人間関係がうまくいかなかったり、何かをやろうとしたときに躊躇してしまったり、そんなネガティブ回路に効く処方箋は、「人をとやかく言わない」だ。特に頑張って何かをやっている人、やろうとしている人に対してとやかく言うのはやめよう。なぜかというと、人を無邪気に信じたり、「これをやりたい」「あれをやりたい」と無邪気に考えたりする脳の足を引っ張っているのは、自分自身だから。**過去に「人をとやかく言った」その記憶が人を疑い、何かをやりたい気持ちに待ったをかけてしまう。**

たとえば、仕事を一生懸命やっている人に「あいつフライングだよ」なんて言う。フライングして転んだっていい。そこから学ぶことはいっぱいあるし、人は「失敗しない、そつのないやつ」より、「失敗して、頼ってくるやつ」に愛着が湧くのだから。それよりも、フライングが怖くてスタートできないほうがずっと問題。

企画会議で、「どうせそんなことをしたって意味ないよ」なんて、やる前から失敗を口にする。すると、次に自分が何かをやろうとしたときに「やったって意味がない」というフレーズが浮かんで、始める前にブレーキがかかってしまう。

合コンで知り合ったイケてない男子から映画のお誘いのメールがきて、それを友達に見せて笑う。次の週に素敵な男子に出会って、ごはんに誘いたくても「なんだか笑われる気がして」せっかくのチャンスを逃してしまう。

こんなふうに**「人をとやかく言う」ことを繰り返していると、瞬時に脳にブレーキがかかるようになる。**しかも思考そのものにブレーキがかかる。「こんな考えが浮かんできたけど、行動するのをやめよう」ではなく、そもそもいい考えも発想も浮かんでこなくなるからね。それが本当に怖い。

人を裏切る人ほど猜疑心《さいぎしん》は強くなるし、人をないがしろにする人ほど、自分はなめられているかもしれないと感じてしまうものだ。逆に言えば、人をないがしろにしてこなかった人、揶揄《やゆ》してこなかった人は、はっきりと自覚はしなくとも基本的に人を信じているし、自分も信じている。それはどちらも結局、自らがつくってきた脳の回路なのだ。

脳はパラボラアンテナのようなもの。あらゆるものをキャッチしているようでいて、実は指向性がある。ネガティブなことを口にし、ネガティブに生きてきた人は、無意識のうちに脳が、世の中の事象のうち、ネガティブな部分だけをキャッチしてしまう。

100ある事象のうち、失敗につながる3を選ぶ脳と、成功につながる3を選ぶ脳がある。後者は運がいいと言われるし、本人もそう思っているのだが、実は、脳神経回路の出来が違うのである。それをつくるのが、日ごろの口癖や思い癖なのだ。

とはいえ「人をとやかく言わない」ようにするにもテクニックがいる。ネガティブなフレーズが浮かんでくる前に、無理やりにでも、その人の良いところを見つけてほめるのだ。実際に口にできなくても、頭の中で考えるだけでもいい。人の良いところを見ようと心がけると、自然と自分の良いところも見つけられるようになる……自己肯定感が生まれてくるから不思議。

それがネガティブに向いてしまう思い癖を直すための、一番のやり方だ。

「人の良いところを見つける」ポジティブ回路へと変われば、目に映る景色が今とは絶対に違ってくるはずだ。

program 9

人にとやかく言われよう

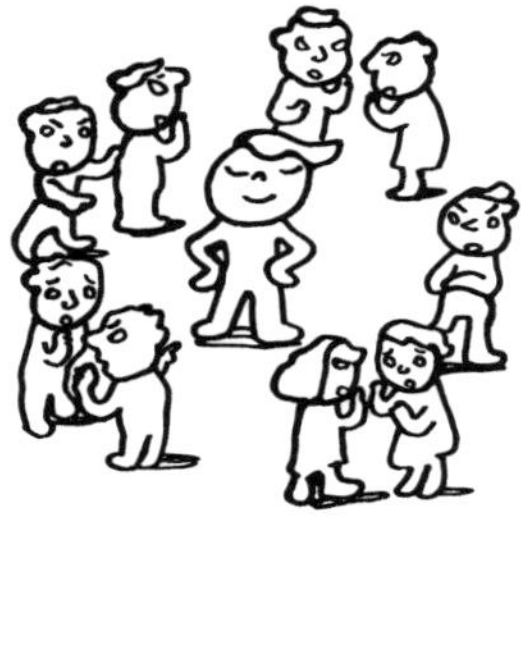

勇気を持って、人にとやかく言われるようなことをしてみる

「人をとやかく言わない」と同時にやってほしいのが、「人にとやかく言われよう」。

これは、**自分でも何をしたいのかがよくわからず、やる気や根気、覇気がない人の脳をドライブ・モードにするためのプログラム**だ。具体的には、人にとやかく言われてもヘッチャラになる。いちいち人の目を気にしないようにするのが目的だ。

とやかく言われるとわかっていることを、わざとやってみる。前から時間の浪費だと思っていた付き合いを一つ断る、SNSへのサービス書き込みをやめる、なんてことでもいい。前々からしてみたかったことで、人に迷惑をかけない「とやかく」が、きっと見つかるはず。

めでたくとやかく言われたときは、爽やかにやり過ごして（「あ〜、そうだね母さん、ごめんよ」ってな感じで）、いっさい気にしないでみる。

人にとやかく言われることなんて、やってみれば、案外怖くない。万が一、それで

友人を失ったとしても、とやかく言う友なんかいないほうが爽やかだ。経験してみればわかる。

それよりも、案外、とやかく言われないのかも。その場合は、人は、自分が気にしているより大らかだってことを知ればいい。そうすれば、昨日より、大らかな自分でいられる。

人の目を気にしすぎると、自分の脳が育たない

人の目を気にしているとき、右脳と左脳の連携は無駄に良い状態にある。右脳と左脳の連携を良くすると、自分の気持ちや目の前の人の動揺などに敏感になる。母親は、赤ちゃんのほんのちょっとした変化も見逃さないよう、右脳と左脳を密に連携させて子育てをしているのだが、その母親的な脳の使い方を他人にもしてしまったら、**必要以上に人の目や言動に過敏になって、傷つきやすくなるのは当然だ。**

傷つくのが怖いから、人からとやかく言われないよう、ソツなく、いい子になろう

とする。結果的に、好奇心もやる気も発想力もあまりなく、たとえ才能があってもなんだか運が悪くてパッとしない、まさに〝ぐずぐず脳〟ができ上がってしまうというわけなのだ。

右脳と左脳の連携を疎にする方法は、「ひとり活動をしてみよう」にも詳しく書いた。ボ〜ッとする孤高の時間を持ったり、SNSからもきっぱり離れて「人にとやかく言われよう」。それにね、とやかく言う人って実はそんなにすごい悪意があるわけでもない。とやかく言うことが気持ちいいだけ。だからとやかく言われたら「(言わせてあげて)サービスしちゃった!」くらいに思っておけばいい。

失敗があるから脳は進化し、チャーミングになれる

さて。ここからより大事な話をしよう。人の目を気にすることの一番の弊害は、「失敗」を恐れるようになることだ。**そもそも脳にとって、失敗は賢くなるためのステップ。**失敗によっていらない回路を消し、今日より明日、明日より明後日と賢い脳

に進化していく。失敗を経験した脳は、睡眠中に海馬《かいば》がその失敗を反芻《はんすう》し、いらない回路を消して、同じ失敗を繰り返さないように学んでいくのだが、そのプロセスなしに、脳は生きていくための直感力とでもいうべき〝つかみとセンス〟を手に入れることができないのだ。

だから、特に若い人たち（もちろん熟年世代も）、もっともっと失敗をしよう！ 失敗して恥をかいて、とやかく言う人がいたら、大らかに「ごめんなさい！」と謝ってしまえばいいじゃない？ 失敗して恥をかいて、謝って、リカバってる人って、すごくチャーミングに見える。失敗は魅力をつくる。いい男やいい女になるために、絶対に必要なのだ。

自分ではなく、興味やプロフェッショナリティに光を当てよう

それでも、失敗が怖い、とやかく言われたくないという人には「**自分ではなく、興味やプロフェッショナリティにスポットライトを当てて**」と伝えている。

「素敵なキャリアウーマンになりたい」とか、「カッコいいビジネスパーソンになりたい」と、自分にスポットライトを当てていると、失敗したときに自分が全否定されたように感じて、世界がガラガラと崩れてしまう。

しかし、研究者が「世界一の人工知能をつくりたい」とか、編集者が「読者が泣いて喜ぶようないい本を出したい」とか、それぞれが、**その興味やプロフェッショナリティに光を当てておけば、失敗したり、挫折したりしたときに、「まだまだやれることがある」と思えるはずなのだ。**

砂原由弥《すなはらよしみ》さんという、私が尊敬してやまない美容師さんがいる。有名女優や俳優からの指名が絶えない、超一流ヘアメイクアップアーティストなのだが、彼女はいつも頭の中で、お客さまの中に、まるで着ぐるみのように入ってみるのだそうだ。「そうすると、その方がどんなふうになりたいと思っているのかが見える」のだという。

彼女は以前、「落ち込んだときにどうやって気持ちを上げるのか」と聞かれて、「落ち込んだことがない」と答えていた。なぜなら、「いつもお客さまのことしか考えていないので、もし不満を言われたら、どうして差し上げたらよいのか、そのことしか考えないから」と。

これこそが、プロフェッショナリティに光を当てている人の答えだ。「自分がどう思われるか」「自分が尊敬されたい」「自分が感謝されたい」とかをいっさい考えてない。失敗したり、否定的なことを言われたりしても、自分の信条は別のところにある、そういう人は強いのだ。

プロフェッショナリティだけでなく、興味や関心に光を当てるのもいい。

私はボールルームダンスを始めて37年になる。やればやるほど奥が深くて、今でもレッスンのたびに進化を感じている。競技ダンスをやっていた若い頃は「うまく踊っている私を見て！」という気持ちでやっていたから、叱られるとシュンとしたものだけど、40歳を過ぎてからは「注意される＝進化できる余地がある」と嬉しくなる。

今の私の目標は「できる私」ではない。「真のオーセンティックボールルームダンスの追求」こそが私の興味の対象だからね。私が知りたい〝真実の踊り〟がはるか高いところにあることにわくわくする。そして、そこを目指したいと思えるから、叱られれば叱られるほど、自分はまだ期待されていると感じられるのだ。

人生は、死ぬまで進化の途中。NGを出されるのは、「進化できる伸びしろ」を教

えてもらったのだと思えば、人にとやかく言われるのは全然怖くない。

「こんなに頑張ったのに、認めてもらえない自分」という自己憐憫から、「まだまだ成長できる自分」かつ「他人に、とやかく言う気持ちよさをあげた自分」に変えるのである。

本当にネガティブな大人からは一目散に逃げてもいい

とやかく言われたこと自体は、いっさい気にしない。それが具体的なアドバイスなら参考にしてもいいけれど。私の脳科学の師は、**「脳の世界観が違えば正解が違う。人の言うことを全部聞いていたら、いいかたちで脳は完成しない。**自分が尊敬する大人以外の人の言うことはぜんぶ無視すればいい。特にネガティブなことを言う人からは一目散に逃げなさい」とおっしゃった。

本当はね、自分に水を差すとわかっている人には、もう会いに行かないことだ。それが母親だったら、心の中で捨てるくらいの覚悟がいる。

ただ、世の中、モチベーションを叩き落とす人は、山ほどいる。しかも、そういう人は、家族のような親密な関係の相手にこそ、よかれと思って、とやかくブレーキをかけてくるから、逃げ切れない。

なので、7日間プログラムの中で、「とやかく言われて、気にしない」を、わざわざ経験してほしいのだ。これ、**一回やり過ごせたら、後は、うんとやりやすくなる。**

第3章

7日間の中で、トライしてみよう

ネガティブな「思い癖」をブロックする

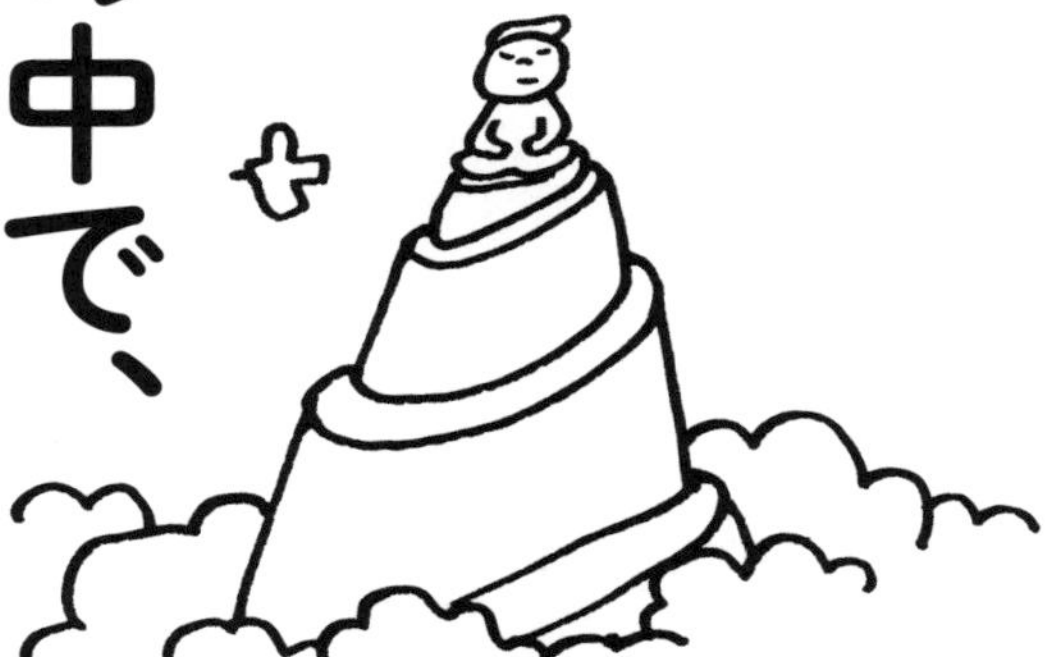

ここからは、毎日でなくてもいいのでプログラム期間中にトライしてほしいことを5つ挙げている。7日間で全部やってみるのは難しいかもしれないが、プログラム期間終了後でも、もちろん、脳に効く。逆に言えば、これらは7日間にこだわらず、これからの人生で、心がけてみてほしいこと。7日間プログラムで前向きになったら、早めにやってみてほしい。

人間、長く生きていればいるほど、「思い癖」がついてしまうものだ。**「思い癖」とは、同じ神経回路に何度も繰り返し電気信号を流すことで、その回路に通電しやすい状態をつくり上げてしまった結果起こること。**それが、ポジティブで成功しやすい回路なら良い「思い癖」になるが、ネガティブで失敗につながりやすい回路なら、悪い「思い癖」になってしまう。

この章では、良い思い癖を増やして、悪い思い癖をブロックする方法について述べようと思う。ものごとが、いつもいつもネガティブなほうへと転がってしまうなら、これから挙げる対処法をぜひ参考にしてみてほしい。脳を活性化して、今までとはひと味違う自分になるメソッドだ。

program 10

くよくよしたら、とにかく寝てしまう

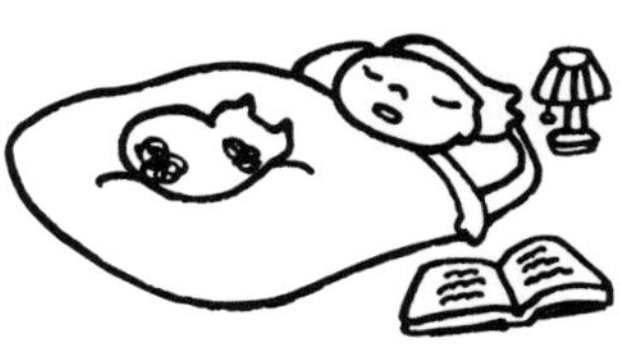

くよくよすると失敗脳に変わる

落ち込んでいるときはどうしてる？　くよくよの原因を追及したり、反省したりするのは、絶対にやめて。**くよくよ回路に長い時間通電していると、悪い思い癖の脳になってしまうから。**

前にも述べたが、脳は、眠っている間に進化している。今日の経験を脳神経回路にフィードバックして、知恵やセンスを増やしているのだ。

失敗して痛い思いをすれば、その晩、失敗に使われた回路の閾値《いきち》（生体反応が起こるきっかけになる信号の強さの最低値）が上がり、通電しにくくなる。成功して嬉しい思いをすれば、その逆が起こり、ヒトの脳は、日々、失敗しにくく成功しやすい脳に変わるのである。

眠っている間に、失敗に使われた回路に対して、せっかく電気信号を流れにくくしたのに、起きている間に、くよくよと失敗を思い返せば、失敗回路が復活してしまう。

たとえば、ゴルフで、「あのとき、あ〜チョロったから、あの振り方はやめよう」なんて思い返したとしよう。この瞬間、チョロったときに使った神経回路にいったんみずみずしく通電してしまうので、この日、同じようにチョロってしまう確率は確実に上がる。

過去の失敗は、ときにリスクヘッジのためにちらりと思い返してもいいけど、ありありと何度も思い返すのは危ない。くよくよするとはそういうことでしょう?

失敗は、眠れば脳に「失敗しにくさ」となって書き込まれるから大丈夫。つまり、失敗したり、嫌なことがあったら、寝てしまうことだ。**落ち込んでくよくよしそうになったら、とにかく寝る!**

眠れないときは強制的に「泣く」か「笑う」

しかしながら、そんな日こそ、なかなか寝付けないよね。そんなときは、強制的に笑うか泣くかすることだ。

「泣く」にも「笑う」にも、それ自体に、神経系のストレスを解放する力がある。しかも、気にしていることで泣いたり笑ったりしなくてもいいのだ。ドラマを観たりして、涙を流しておけばいい。ペットのカワイイ姿に、にっこりしてもいい。

涙を流すと、鎮痛作用のある脳内麻薬の一種、ロイシン－エンケファリンと呼ばれるホルモンが出ることが確かめられている。これは、脳神経回路の緊張をほぐすためのホルモンだ。自律神経・内分泌・免疫の乱れを整える働きがある。

人は、悲しかったり、感極まったり、痛かったりして、神経系に著しい緊張を覚えたとき、自然に涙が出てくる。これは、神経系の極度の緊張をほぐすため。脳のリスク回避機能だ。

ほら、恋人と喧嘩して、激高して涙があふれたとき、泣き終わったらスッキリして、おなか空いた、なんて思ってしまうことない？　問題はまだ解決していないのに。そう、**泣けば、それだけでスッキリする。**仕事の失敗のくよくよも、泣いてしまえば、意外に大丈夫。

もう一つ、笑顔のほう。

ヒトは、楽しいから笑うわけだが、笑顔をつくると楽しい気持ちになるのも事実。脳と表情筋は逆入力もあり、なのだ。

私たちの脳には、ミラーニューロン（鏡の脳細胞）と呼ばれる細胞があって、目の前の人の表情筋を、鏡のように映し取ってしまう能力がある。目の前の人がにっこり笑ったら、つられて笑顔になってしまうことってあるでしょう？　そして、笑顔になってしまえば、何となく嬉しい。そう、表情を伝播《でんぱ》させることで、気持ちを伝播させてもいるのである。

もちろん、大好きな人が、目の前で笑顔になってくれれば最高なんだけど、それがなくても、自分で笑うだけでも効果がある。ひとりで笑えない人は、お笑いのビデオを観たっていい。

マイ定番の泣きアイテムを手に入れよう

というわけで、くよくよが強かったら、神経系の緊張をほぐすために泣くことがおすすめ。軽微のくよくよなら、笑いで解消できる。

ただし、寝る直前に泣くと目が腫れるから、できれば、もう少し早く泣いておこう。早め早めに泣いておくという手もある。

私はよく、「子どもに対して、ついイライラをぶつけてしまう」という子育て中のお母さんに、「泣きアイテム」を持ちなさい、とアドバイスする。

子育て中の私には、鉄壁の泣きアイテムがあった。『百万回生きたねこ』という絵本だ。この絵本、私の場合、必ず泣けるのである。仕事や家事のストレスを、息子にスパークしそうになったとき、私はあわててこれを読んで、てっとり早く泣いておいた。神経系の緊張がほどけて、心が安らかになる。こんな泣きアイテム、いくつか探しておくと便利かも。あるいは、映画や韓流ドラマを定期的に観て、ときどき泣いておくという手もある。

ちなみに、息子は、後に大きくなってから、「この絵本は、怖かったなぁ。必ず母が泣くんだもん。今見てもストレス」と言っている。子どもの見てないところで、泣いてあげればよかったな。

身体を動かす

program 11

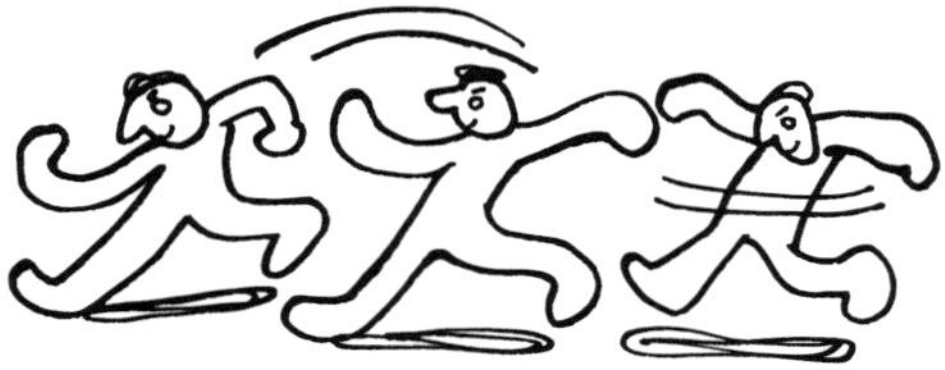

有酸素運動を習慣にしてぐずぐずしにくい脳にする

寝ること以外でくよくよ脳に劇的に効くのは「身体を動かす」こと。少し汗ばむ程度の有酸素運動がいい。

脳を良くするためには、好奇心と集中力が不可欠だ。

好奇心がないのに勉強するほどつらいことはない。脳は、好奇心がないことには、単純記憶はつくれても、センスはつくれないのだ。受験勉強ならいざ知らず、ビジネスの現場では単純記憶じゃ役に立たない。センスがなければ、意味がない。

好奇心は、ドーパミンというホルモンによってつくられる。ドーパミンは、何かに気を引かれやすい状態をつくってくれるのだ。何かに着目しやすく、着目したら、一気に電気信号が流れやすくなる。

しかし、ドーパミンだけだと、さまざまなものに目がいき、「これ、どうなってるの？」「あ、あれは？」「お、それは？」と、多動気味になってしまう。一つ目の信号が走り出したら、二つ目以降の信号は抑制しないとね。その役割をするのがノルアドレナリンである。

ノルアドレナリンは、何かに着目し始めたときに他の雑信号を抑制してくれる。つまり、ドーパミンと組んで、前向きのイキイキとした集中力をつくり出す。

それが、ノルアドレナリン単独だと、信号の抑制効果に過ぎず、後ろ向きの気持ちが誘発され、ぐずぐずしてしまうことになる。

脳神経回路を、洗練された状態に導くには、好奇心を誘発するドーパミンと、その好奇心を一つに絞り込み集中力をつくり出すノルアドレナリンが同時に出ることが重要。そのとき、脳は、とても効率よくセンスや知恵を手にすることができる。

前向きな集中力が続くようになることも自覚できる。当然、くよくよしたりぐずぐずすることもなくなるわけ。

この本のテーマ「ぐずぐず脳を治す」には、この11番目は、非常に直接的なツボということになる。

さぁ、**大事なこの二つのホルモンを同時に出すのには、たった一つしか手がない。それが、少し汗ばむ程度の有酸素運動なのだ。**

ウォーキングやジョギング、サイクリングや水泳、ダンスなどはとても効果的。何もスポーツじゃなくてもかまわない。子どもたちなら、自由遊びが一番脳にいい。掃除だって真剣にやれば、汗ばむ程度の有酸素運動になる。カラオケも、真剣にやる人なら効果あり。

有酸素運動をすることで大きく変化するのは、脳の血流量。血液の量が増えれば、血液に含まれる酸素や脳のエネルギーであるブドウ糖もたくさん運ばれ、脳の神経細胞が活性化される。さらに、ドーパミンやノルアドレナリンだけでなく、幸福ホルモンであるセロトニンも増えるので、精神的に安定し、穏やかで前向きな気分を保つことができるようになる。

私は、出世した人で、身体を動かす趣味をもたない人を知らない。身体を動かす趣味を、ぜひ一つ手に入れてください。

program

12

ときどき後ろ向きで歩いてみる

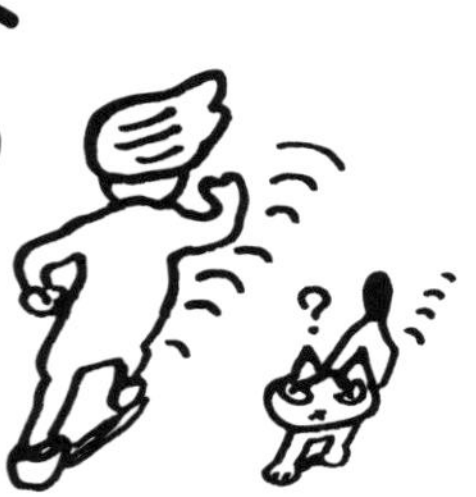

ふだん使わない筋肉を使って、新しい発想を生み出そう

ポジティブ回路への切り替えや、発想力、脳の活性化のために、私がやっている「身体の動き」も紹介したい。

人の脳には、毎日の使い癖があって、よく使う場所、使わない場所がある。一つのことにとらわれて、考えが堂々巡りしていたら、一度後ろ向きに歩いてみて。後ろ向きに歩くと、ふだん前向きに歩くときに使っている筋肉とは違う筋肉を使う。同時に脳の中の制御構造も違う場所を使うので、**それだけで意識が違う場所に向いたり、出口のない憂うつな気分から抜け出せたりする。**いい発想が浮かばないときにも、おすすめだ。

私が研究所に勤務していたときは、いつもトイレの帰りは後ろ向きに歩くことに決めていた。トイレに行く前に解けなかった問題が、後ろ向きに歩いているうちに、ふいに解けたりすることもあった。考えてみれば、かなり変な人だけど、研究所内では

特に目立たなかったような気がする。もっと変な人たちがいたから（苦笑）。品行方正な場所にいるみなさんは、少しだけ気をつけて。

今の私は、毎日ボールルームダンスを踊っているので、後ろ向き歩きには不足はない。男女がペアで組んで、男子がリードするボールルームダンスは、ほとんどのフィガー（踊りの最小単位）が女子後退で始まる。男子は、フロアの混み具合を確認しながら動かなきゃいけないから、男子前進が踊りの基本なのだ。ボールルームダンス、ほんっとおすすめです。

後ろ歩きは、寝る前の睡眠儀式として行うのも効果的。私たちは、一日中前に向かって歩いているので、前に向かって歩く筋肉が緊張している。だから後ろ向きに歩くことでその緊張がほぐれる効果が期待できる。

筋肉の収縮は興奮系の交感神経と、筋肉の弛緩《しかん》は鎮静系の副交感神経と関わっている。筋肉を少し逆に使うことでほぐれて、眠りやすくなる。また、いつも必ず行う睡眠儀式があると、脳が興奮していても、睡眠儀式をすれば脳が自然に睡眠に向かっていく。ルーティンの入力によって、脳が自然に、そのときの状態になってしまうのである。

体幹を取り戻すための、ゴロゴロ転がり

ふだんあまりやらない動きで、姿勢や歩き方がきれいになり、気持ちがポジティブになる身体の使い方をもう一つ。

床に仰向けに寝転んで、手も足も伸ばして、丸太のように右に左にゴロゴロする。決して反動をつけないで、「う～ん」という感じで、ゆっくり床から背中をはがして、身体をひっくり返すのがコツ。

筋力が弱い幼い子どもの寝返りがお手本だ。さくさく回らず、「う～ん、ごろっ」て感じ。子どもに返った気分でトライしてみて。

筋肉が弱い子どもたちは、体幹だけでゴロゴロする。つまりこの動作は、体幹を思い出すためのもの。これは4スタンス理論で有名なスポーツトレーナーの廣戸《ひろと》聡一《そういち》先生に教わった、自分の体幹を取り戻せないときに効くエクササイズ。

最初はうまくゴロゴロできなくても、練習しているうちに自分の体幹で動き始める

ことができるようになる。

また、椅子に座るときはズデンと身体を放り出すように座らないように。**ポイントは、いつでも手をつかずにスッと立ち上がれる姿勢をキープしたままゆっくりと座り、座っている間もそれをキープすることだ。**2～3度、「ゆっくり立って、ゆっくり座って」を繰り返してみると、その感覚がわかりやすい。足に、しっかりと踏み圧がかかっているのが自覚できるはず。

「すぐ立てる座り方」なんて、疲れるような気がするが、それがそうでもないのである。そのほうが、ずっと疲れない。肩こりも腰痛も軽減されるはず。

まずは7日間、意識してみて。そして49日の間、常に心がけるようにすれば体幹がしっかり使えるようになる。体幹が使えるようになれば、行動を起こすのが億劫《おっくう》でなくなる。**脳にとって「億劫でない」は意外に大事。**ほんのわずかな躊躇の信号が、結局、ぐずぐず脳をつくってしまうのだから。

program 13

ダンスか外国語か楽器を習ってみる

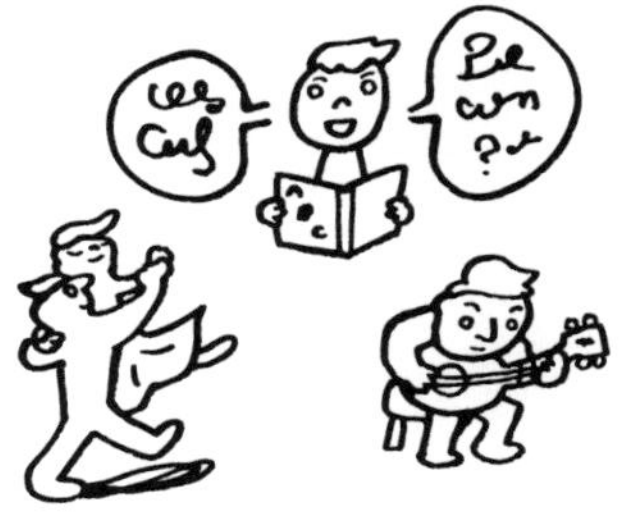

「新しい体験」が、脳の新たな回路をつくる

新しい脳の回路をつくりたいなら、ぜひ新しい体験をしてみてほしい。**やりたいことをやってみるのが一番なのだが、特に脳のためにすすめたいのが、ダンス、外国語と楽器。**

私が最近、脳を刺激されているのがイタリア語のレッスンだ。学生時代に追いつめられた英語はストレスが大きいので、気楽で、より刺激が大きい未知の言語、イタリア語を選択した。言葉を通してその国の文化や精神も学べるのも外国語レッスンのおもしろさだ。

初めて聞いたときに感激してしまったのが、イタリア語で年齢を伝えるときの表現。「私は50歳です」は「Ho 50 anni（オ・チンクアンタ・アンニ）」と言う。Hoは英語で言うとhaveの一人称形（Hoは「私」にしか使わないので、これだけで自分のことだとわかる）。直訳すると「私は50年分を持っている」。

不思議なことに、この言いかただと、数（年齢）が多いほうが勝っている感じがする（微笑）。

イタリア人の先生に聞いてみても、そうだと言う。「年を若く言われても、イタリア人は、日本人のように喜ばない」のだそうだ。ちなみに、誕生日はcompleanno（一年が完成した日）。1年ごとに完成させて、50年分ここにある……自分の年齢を誇りにできる文化は、年齢の言い方に大きく影響されているような気がする。

な～んてことに気づけて、脳を大いに刺激できるのも、人々の暮らしや人生と結びついている「言語」ならでは。**新しい言語、すなわち、新しい世界観に出会ってみよう。**

別にお金をかけなくてもいい。テレビやラジオの外国語講座を聞き流すだけでも、ちょっとした気づきが、あなたの脳を刺激してくれるはず。それに、外国語に関わる豆知識があると、さりげない会話がオシャレになるかも。

もちろん馴染みのある英語でもいいのだが、受験や出世のツールである英語の場合、脳がストレスに感じることも多いので、全く別の言語であることが望ましい。右から左に読むアラビア語なんて、すごく刺激されそうだ。

全く未知の言語に出会い、ふだんとは別の回路を使うことで、今悩んでいることがちっぽけなことに思えてくるかも。また、新たな発想が浮かんで、悩みも解決できるかもしれない。

ダンスは、脳内イメージを身体運動になぞらえること、音楽に合わせて筋肉への制御信号を送ることの2点が特に脳にいい。小脳の運動野が刺激されて直感力を鍛えるのにも非常に適している。

人にとって、無意識の領域で働く直感力はとても大切だ。直感力が働かない人は運が悪くなる。たとえば、出逢いはあるはずなのに、いつも「いい男（女）がいない」と嘆いている女子（男子も）。異性にときめかないのは直感力が鈍っている証拠。こういうときこそ、右脳と左脳の連携を良くして、小脳を活性化させるダンスを習ってみよう。

やる気と好奇心のカギを握るドーパミンと集中力をつくり出すノルアドレナリンが同時に出て、脳が生き生きと活動する。また、気持ちよく踊ると脳内麻薬とも呼ばれる神経伝達物質、エンドルフィンが分泌されるので、幸せな気分に包まれる。ダンスがうつ症状の改善に効果があると言われる所以《ゆえん》だ。ダンスで直感力を磨き、幸せな気分をキープできれば、自然と運が良くなるというものだ。

付け加えれば、ダンスを続けていると体幹が鍛えられて姿勢が良くなり、筋肉が増えて代謝も良くなる。女子ならウエストがくびれて肌がツヤツヤしてくるし、男子は身のこなしがスマートになる。最近何をやっても裏目に出るという人は、ダンスがおすすめ。

私の大好きなボールルームダンスをはじめ、アルゼンチンタンゴ、サルサ、ヒップホップ、フラダンス、バレエなどさまざまなダンスがあるので、興味を持ったら体験レッスンに足を運ぼう。

楽器の演奏もよくよしがちな脳を元気にする。人は言語能力などが衰えても、音楽を感じ取る能力は最後まで残ると言われている。楽器を演奏するには、両手（ときには足も）を使い、楽譜を読み、音をイメージし、さらに、理想とする音を出せるように奏でるわけだから、脳全体が活性化するのは間違いない。**楽器を演奏しているときは、思考や創造性を担う脳の最高中枢と考えられている前頭前野が活発に働いてい**

る。また、視覚野、聴覚野、運動野など多くの領域が関わることで、脳に強い刺激を与えている。右脳と左脳をつなぐ脳梁も鍛えられるそうだ。

また、自分ひとりで練習するだけでなく、人と一緒に演奏すると、脳細胞はより活発に活性化し、進化していく。何よりも、音楽を演奏したり、聴くことでストレスに強い脳に変わる。

ここに挙げた習いごとは、五感をフルに使うものばかり。もちろん必須ではないけれど、人と関わりながらインタラクティブに行うことをすすめたい。双方向からの刺激が脳を洗練させ、どんどん新しく進化していくのを実感できると思う。

program

14

自分しか話せない得意分野をつくる

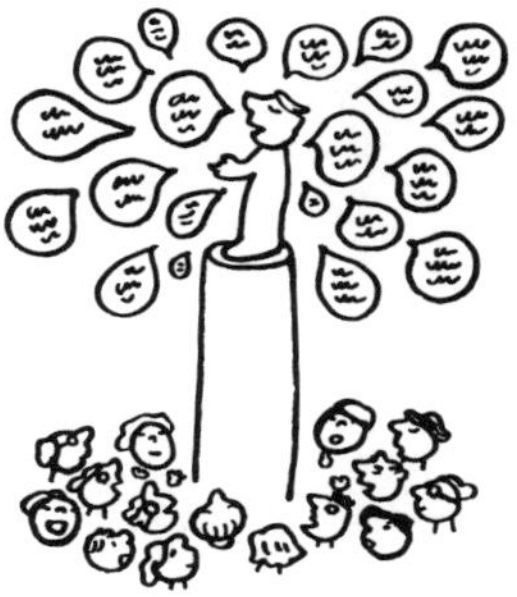

「好きでたまらない」は脳を活性化する

好きでたまらないものは、ありますか？

好きでたまらないものに触れているとき、脳はこの上なく活性化する。また、好きでたまらないものがある人は、自意識が無駄に増大しない。自分ではない、他者を見つめる客観性の回路が発達するからだ。

「素敵なキャリアウーマンになりたい」とか「ヒーローになりたい」なんて言うふうに自分にスポットライトを当てる人はぜい弱だ。なぜなら、自分が世界観のすべてなので、自分を否定されたら、脳にとっては、この世の終わりだからだ。

けれど、「あれが好きでたまらない」「世界一のあれを作りたい」などと思っている人は、自分を否定されたってへっちゃらだ。「自分もまだまだだ」と思って、前に進むだけ。

それがわかるから、何かを一途に好きになれる人に、大人は一目を置く。

一つだけでいいから思わず聞きたくなるネタを持つ

出身大学の後輩たちに向け「就職活動中の学生を励ます会」というのがある。そこで講演したときに、「あなたたち、面接で何を話しているの？」と聞いた。すると、みな面接で答えるようなことを言う。「私は人と人との関係が大好きなので、人と関わる営業の仕事がしたいです」とかね。

私がアドバイスをしたのは**「一つでいいから、とことん自分の好きなものを追求しておいたほうがいい」**ということだ。たとえば、プリンが好きなら、コンビニで売っているすべてのプリンを食べてみました、でもいい。映画を年間１００本観る、漫画を１０００冊読むでもいい。すべてのＪＲローカル線に乗ってみるでもいい。

ある友人は「日本のすべての島に行く」と、休みのたびに出かけては、白地図を塗りつぶしてはニンマリしている。彼女から、未知の島のあれこれを聞くのは本当に楽しいものだ。自動車マニアの25歳年下男子と「日本のハイブリッドカーの未来とメーカーそれぞれの可能性」について熱く語り合ったのも実に刺激的だった。

一つでいいから人に語れるものを持っていると、今まで全く付き合いのない人からも興味を持ってもらえるようになる。年齢も性別も超えてしまう。そう、まさにテレビ番組「マツコの知らない世界」に出てくる「知らない世界」の案内人そのもの。自分の好きなこと、興味のあることを一生懸命話している人の顔って、生き生きしていてとてもカッコいいと思うのだ。


このアドバイスを聞いてくれた就活生のひとりが、後日「アドバイス通り、自分の好きなことを徹底して追求して、それを就職面接で話したら、憧れの旅行代理店に内定した」と報告してくれた。もちろんこれだけで就活すべてがうまくいくとは思わないが、得意分野をつくっておくとやはり強い。

それに、別に就活だけじゃない。話して楽しい人になれば、あらゆる場所で縁をつくれる。ビジネスは、「ビジネストークの合間の、何でもない話」で勝負が決まるとも言われている。自分の好きなこと、マニアックに追求してみるといい。7日間ではとてもマニアックには到達しないだろうけれど、その長い道のりを始めてみてほしい。

口に出して言ってみよう

program

15

感じたことを口に出すことで、感じやすい脳になる

次のミッションは「感じたことを、口に出してみよう」。

美味しい、嬉しい、楽しい、気持ちいい、ごきげん、悲しい、さみしい、しみじみする……そんなふうに感じたことを、素直に口に出すこと。

脳は、右脳で感じて、左脳で出力する。気持ちを口にするということは、右脳と左脳を連携させている脳梁を使って、イメージを出力することだ。同じ場所を使って、私たちは、アイデアを出し、気の利いた言葉を出す。

いいアイデアが出ない、気の利いた言葉が出ない、という人は、日ごろ、自分の気持ちを言語化していない人が多い。

これは、恋力にも関わってくる。自分と相性のいい相手に気づきやすくなるためにも、脳梁を通る信号は重要。「最近いい男（女）に出逢えない」という人も、**感じたことを顕在化するエクササイズ＝「気持ちを口にする」**をやってみよう。

最初は、ひとりでやればいい。コンビニプリンをほおばって「美味しい〜」と言ってみよう。

いい言葉だけじゃない。さみしい、悲しいも、感じているなら言っていい。ただし、怒りや悔しさは避けたほうがいい。人を揶揄するイメージにつながっちゃうからね。愛にあふれた「さみしい」「悲しい」であることが大事。

慣れてきたら、人の前でも言ってみよう。その人の反応がまたトリガーになって、脳梁を通る信号が増える。

思いは、思っているだけでなく、口にする。そして相手の反応をきちんと感じることが大切。みなさん、外ではちゃんとやっているかもしれないけれど、意外と家ではだんまりだったりしない？　身近な人にこそ、感じる言葉を口に出していっぱい伝えよう。それはちゃんと自分に返ってくるから。

program

16

最終目標はハグ。自分も相手も抱きしめよう

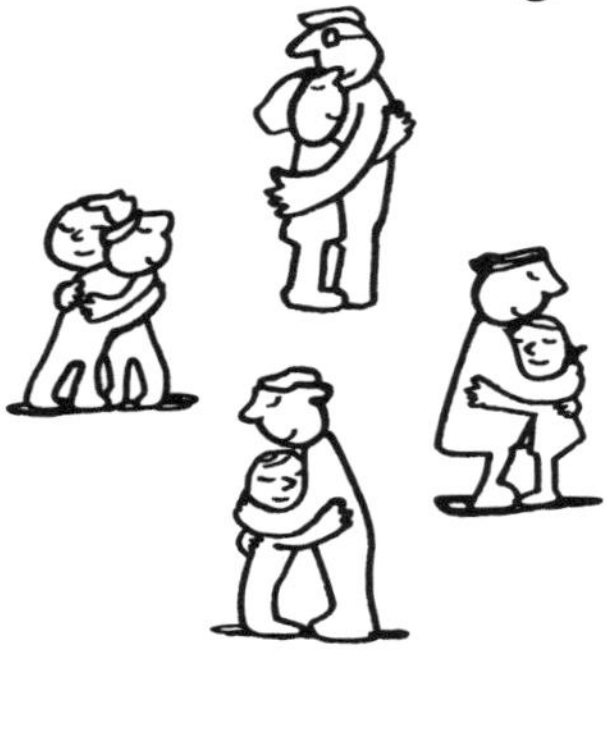

「今日は嬉しかった。ありがとう」が素直に言えるようになったら、しめたもの。親しく過ごした時間の最後にこんな言葉をかけ合えたら、気持ちが優しく盛り上がって、ハグをし合えるようになる。

そう、最終目標は、ハグ。

友達でも、親子でも、夫婦でも。ハグは幸せであったかい

もしも、可能なら、**49日の間に、誰かをハグしてみよう。もちろん、よその異性ならうんと脳に効果があるが、夫婦でも、親子でもいい。**

我が家の息子とは、「行ってきます」と「おかえりなさい」は、必ずハグ。気分が乗れば「おはよう」もハグ。抱き合って、頬《ほお》をくっつけ合う。小さい頃からずっとそうしてきたので、大人になった今でも、自然にそうしてくれる。私が腰をかがめてハグしていた子が、今は、彼が腰をかがめてくれる。厚い胸に抱かれると、ほんと、幸せな気持ちになる。

ちなみに、息子には、幼い頃「これは世界中の母と子がしている習慣」と説明していた。しかし、彼が小学校5年のとき「ママ、世界中はそうかもしれないけど、台東区では違うんだよ。みんな、してないよ」と指摘されちゃった。それでも、「世界がそうだから。きみは、世界に出て活躍する人だから」とゴリ押しして、今日に至る（微笑）。

ふと思いついて、半年ほど前から、夫にもそうするようにしてみた。夫は、ほんっとハグが下手で、あごがぶつかったりするのだが、それでもなんだか悪くない。

私は仕事でも、いい成果が出て気持ちが上がれば、クライアントとハグすることがある。ダンスの相方とは、当然毎回。ダンスでずっと抱き合っているのに、お別れのハグは、また格別。とろける気持ちになる。

実家の老いた母にも、会った瞬間と、別れ際は必ずハグ。とてもとても、喜んでくれる。3年前に亡くなった父は、ハグすると、「幸せだなぁ」とため息をついてくれた。

大好きな女友達とも、ハグをする。女友達とのそれは、愛しくて愛しくて、しみじみと溶け合うようだ。互いの心のひだを寄せ合うようで。

ハラスメントにならない正しいハグの仕掛け方

ハグの仕掛け方は、男女で少し違う。

女性は、無邪気に、両手を広げながら差し伸べて、相手に近づけばいい。相手が固まっていても優しく抱きしめちゃえばいい。女も男も、女性（母親）には抱かれ慣れているので、女性からのハグでは、深刻な不快感は起こらない。

男性は、大袈裟《おおげさ》には手を差し伸べない。ハグを迎える側なので、両腕をゆるやかに広げて胸を張り、ウェルカムな態勢をつくってにっこりしながら、歩み寄る。相手が両手を差し伸べて懐へ入ってきたら、抱き寄せて、頬を寄せる。

相手にハグする意思がなかったら、右手だけを差し伸べて握手に転じてもいいし、握手もうまくいかなかったら、「こちらへどうぞ」という感じで、出口に誘えばいい。逆に言うと、握手や、出口への誘いに転じられるくらいの、腕の広げ方でいいのだ。

ただし、胸がしっかり女性に向いていないと、飛び込んでいけない。男子は、胸を堂々と張っていることが大事。女性は、胸が堂々と張っている男子だと、「ハグOKなのね」と直感で判断して、自然に懐に入ってくる。

なお、欧米人が相手の場合、ハグをしたときは、キスの音を立てるのが礼儀。ヨーロッパ系の人たちとする場合は、片頬を寄せ合って「チュ」、もう片方の頬を寄せ合って「チュ」と二回音を立てるのが正式だ。

晩餐《ばんさん》会の入り口では、この挨拶が何百と繰り返されている。ダンス競技会の表彰式でも、入賞した選手たちが、互いの健闘をたたえ合って、男子同士は握手、男性と他のペアの女性は、二回タイプのハグをしている。

私はスペイン人とアルゼンチン人のペアにアルゼンチンタンゴを教わったが、毎回、このタイプのハグでレッスンが始まる。コーチの男性が、私の相方くんにもハグをするので、男性同士でも、もちろんする。

ただ、仲のいい友人なら、カジュアルに1回でもいいそう。アメリカ人は、正式でも1回しかしないし、逆に東欧やロシアの人は3回だ（右左右、みたいにね）。ウクライナ人の知人は、たしかにそうしている。そして、噂《うわさ》によれば、ロシアの一部地方では、3回目を唇にするのだとか。男同士でも（！）。

世界を旅行するのなら、ハグはうまくできたほうが、やっぱりカッコいい。

世界に出て行く日のために、家族で練習してみよう。娘や息子相手なら、そんなふうに言ってみてもいいかも。

背中に手を当てられると副交感神経が優位になる

でもね、ハグは、マナーとしてカッコいいだけじゃない。

親子で、夫婦で、友達同士で、優しく抱き合い、その手のひらを、相手の肩甲骨に当てることは、脳科学上、とてもとても深い癒しになり、二人の絆《きずな》になるのである。

背中側には、副交感神経を起動させるスイッチがあると言われている。「やる気スイッチ」の逆、「癒しスイッチ」だ。

背中に手を当てられると、背骨まわりにある交感神経がゆるみ、副交感神経が優位になり、リラックスと安心感が生まれる。泣いている人の背中をなでたり、さすったりするのには、ちゃんと意味があるのだ。

また、故意に子どもにストレスを与え、その後、母親にハグをしてもらった結果、ストレスを軽減するオキシトシンというホルモンが出たという実験結果もある。さらに、幸福ホルモンのセロトニンやβ《ベータ》エンドルフィン、快楽や意欲を高めるドーパミンも分泌される。**ぎゅっとしてもらうだけで、ストレスが軽減し、幸せな気持ちになるハグの効果は絶大なのだ。**

まずは家族同士で、ひとり暮らしなら友達と。たとえば女子会の終わりにぎゅっとハグし合って別れることから始めてみてはどうだろう（友達以上、恋人未満の二人なら、一気に関係が深まるかも！）。

手のひらの温度分布は、その人の脳の活性状態とリンクしている。つまり手のひらの気配は、その人の脳の気配なのだ。背中に当たった手の感触は、たくさんの情報を伝えてくれる。会話で伝えきれなかったことを、ハグを通して伝え合ってみよう。

それに、不思議なことに、相手を抱きしめているのに、自分自身をも抱きしめているような感じになる。ハグをすると、相手も好きになるけど、自分も好きになる。あれは何なんだろう。相手が自分を大切に思ってくれていることが伝わって、脳の中で、自分の存在意義が上がるのかも。

息子の丁寧な密着ハグ、夫の不器用なハグ、ダンスの相方くんのスマートで嬉しそうなハグ、老いた父や母との魂に触れるハグ、女友達とのしみじみと溶け合うようなハグ。ハグに囲まれて、私は本当に幸せ。

もっともっと、ハグをしよう。

49日間の終わりに、自然にハグできる人になっていたら、それはもう、これから、人生がひっくり返ったくらいに変わっていくはず。ここからの人生を、お楽しみに。

おわりに

脳は、あなたがしていることを何よりよく知っている

ぐずぐず脳からの脱却を書いていて、(今さらだけど)なぜ、そんなにぐずぐず脳が悪いのか、私はよくわからなくなってしまった。

イケてなくても、さえてなくても、そんな自分を認めて、愛することができれば、それでいいはず。

もちろん、7日間プログラムをちゃんと遂行してくれたら、きっと、世の中が楽しくなる。ネガティブ回路が働きにくくなって、好奇心ややる気が湧いてくるからね。

それは素敵なことだから、ぜひ、7日間プログラムは遂行してください。

ただ、あなたが、今の自分から抜け出したいということは、要は、今の自分を愛せない、ってことじゃないだろうか。

スッキリ脳に変わったら、自分を愛せるようになると思ってる？　ほんと？

残念ながら、それは、違うと思うよ。

自分の理想を掲げて、それを達成できたら自分を愛せる、と思う人には、実はゴールがない。どこまでも、自分より優れている人が気になって、常に心が渇望することになってしまう。

他者をとことん愛することだけが、愛に充足すること。

脳は、自分がしていることを何よりよく知っている。自分が、誰かの弱点も含めて、丸ごとを愛し抜けば、世間もそういうものだと思えてくる。

自分を好きになりたかったら、ダメな誰かを、愛し尽くしてみればいい。「こうすれば愛する」なんて条件をいっさい設けず、弱点を弱点のまま愛する。その人に愛されることなんかいっさい期待せずに。

そうしたら、この世が愛であふれていることがわかる。ありのままの自分が、ふと愛しくなるはずだ。

そのことを最後に伝えたい。


私は、父にそのことを教わった。

私が10歳くらいのことだったと思う。ある日の夕方、私は母と盛大に親子喧嘩をした。どう考えても、私の理屈のほうが正しかった。その証拠に、母は、泣いてごまかそうとしたのである。それがまた卑怯《ひきょう》に思え、私は大いに憤慨していた。

そこに、父が帰宅したので、私はことの経緯を父に告げた。絶対に父は私の味方をしてくれると信じて疑わなかった。

なのに、とうとうと経緯を語る私に父は、ぴしっと、こう言ったのである。「どちらが正しいか、俺は知らん。しかし、母親を泣かせた以上、お前が悪い。よく覚えておくといい。この家は、母さんが幸せに暮らす家だ。母さんを不幸にしたやつは、それだけで負けなんだ」

私はショックだった。意外にも、爽快なショックだったのである。

父が母を徹底して尊重したことは、娘の私にとって、本当にありがたいことだった。そのおかげで、男性に対してとても無邪気な信頼感を持つようになったから。男は、いったん愛すると決めたら、いちいち評価なんかしないものだと、すとんと信じられたのである。

男は、いったん妻と決めたら、その女が、正しいかどうか、役に立つかどうかなんて、いちいちはからない。自分の一部のように、淡々と愛着を抱き続けるのだと。自分の右足をほめないように、妻をいちいちほめたりしない。自分の右足に感謝したりしないように、妻にいちいち感謝したりしない。それでも、そこに確固たる尊重と愛着がある。

もしも、父が母を軽んじたり、愚痴や悪口を言ったりするようなことがあったら、私はきっと、父の評価を気にし、歓心をかおうとして母を出し抜く嫌な娘になっていたかもしれない。長じれば、周囲の評価を気にし、恋人のみならず、上司や顧客の歓心をかおうとして必死になって生きることになってしまったかもしれない。夫に対する無駄な不信感を抱く羽目になったかもしれない。

父が母をきっぱり尊重してくれたおかげで、私はそういう呪縛から自由になったのである。

そんな両親を見ているから「妻というのは夫に愛されるもの」と無条件に信じていられる。だから、夫が特に何もしてくれなくても、私の中では夫は「本当はしたいと思っている」し、「私を大切にしたいと思っている」はずなのだ（微笑）。

あるいは、大好きな男友達。私たちは、性的な関係ではないけれど、大らかな人間愛を感じる。私と彼の間でしか成立しない対話があるから、私が死んだら、きっと彼は泣くだろう。そう思ったら、かわいそうでかわいそうで、そう簡単には死ねないと心から思う。

そう思えるようになってから、世界が愛しい。自分も好き。だって、誰かが、「僕が死んだら、伊保子さんがかわいそうで死ねない」と密かに思っているかもしれない、と無邪気に信じられるから。

自分が誰かを愛し抜ければ、自分が誰かから愛されることを信じられるし、自分が圧倒的な優しさや愛を持っている人は、まわりの人を疑わない。自分がどう思われているのか、好かれているのか、愛されているのか、不安で苦しいなら、自分が愛したらいい。裏切られても裏切られても愛することで、裏切られても裏切られても愛するという愛がこの世に存在することがわかるから。

反対に、「何をしてもあなたは私を裏切らないよね」ということを、いくら試しても愛は手に入らない。愛とお金は欲しがる人のところにはこないのだ。自信がないのは、自分がやり抜いていないし、目の前の損得勘定にとらわれているから。脳が自分も人も信じていないのね。

仕事だって同じだ。目先のことで採算を取ろうと思ったら、大きな仕事なんてできないし、目の前の損得勘定にとらわれずに「いいよ、私が持っとくよ」ぐらいの感じでいれば、大きな仕事がやってくる。愛もお金も細かいところで採算取ろうと思ったら、絶対に手に入らないものなのだ。

ぐずぐず脳を抜け出したのに、まだ、満たされないのだとしたら、他の指南本に手を出す前に、無償の愛を捧げてみよう。

7日間プログラムを遂行してくれたあなたの脳が、あふれる愛で満たされますように。

心から祈っています。

黒川伊保子

2016年8月、愛する人の生まれた日に

編集協力：坂口ちづ
装画：大高郁子
装丁：石間 淳

黒川伊保子（くろかわ いほこ）

1959年長野県生まれ。人工知能研究者／脳科学コメンテーター。奈良女子大学理学部物理学科卒。富士通ソーシアルサイエンスラボラトリにて、人工知能（AI）の研究開発に従事した後、コンサルタント会社勤務、民間研究所勤務などを経て、2003年（株）感性リサーチを設立、同社代表取締役に。脳機能論とAIの集大成による語感分析法を開発し、マーケティング分野に新境地を開拓した感性分析の第一人者。その軽妙な語り口が好評を博し、年間100回を超える講演・セミナーを行う。著書に『恋愛脳』『夫婦脳』『家族脳』（新潮文庫）、『日本語はなぜ美しいのか』（集英社新書）、『「しあわせ脳」に育てよう！　子どもを伸ばす4つのルール』（講談社）、『キレる女 懲りない男――男と女の脳科学』（ちくま新書）、『英雄の書』（ポプラ社）など。

「ぐずぐず脳《のう》」をきっぱり治《なお》す！
人生《じんせい》を変《か》える7日間《なのかかん》プログラム

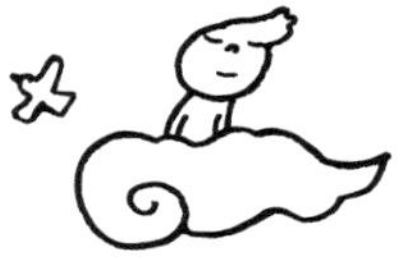

2016年 8月31日　第1刷発行
2019年 7月 7 日　第3刷発行

著　書　黒川伊保子《くろかわいほこ》
発行者　茨木政彦
発行所　株式会社 集英社
〒101-8050　東京都千代田区一ツ橋2-5-10
電話　編集部　03-3230-6141
読者係　03-3230-6080
販売部　03-3230-6393（書店専用）

印刷所　図書印刷株式会社
製本所　加藤製本株式会社

定価はカバーに表示してあります。

ISBN978-4-08-781604-4　C0030